JN095002

栄養指導の
スペシャリストが
教える

体に良い食べ物・悪い食べ物大誤解！

在宅栄養専門管理栄養士
塩野﨑淳子

すばる舎

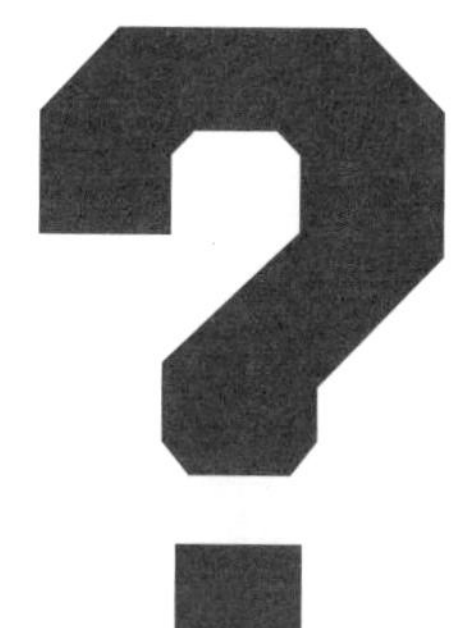

はじめに

「健康でありたい」と思う気持ちは、その思いの強さに差はありますが、誰もが持っているのではないでしょうか。

若い頃は健康のことなど気にせず暴飲暴食していた方も、年齢を重ねるにつれ「健康診断」の数値が気になり、健康を意識した食生活に変えることもあるでしょう。

また、自身や家族が怪我や病気によって入院し、それまでの生活が「健康」という土台の上に成り立っていたことに気づき、生活習慣を改めるきっかけになることもあります。

健康を維持増進するためには、食生活が大きな鍵を握っていることは明白ですが、近年の健康食ブームの影響もあってか、特定の食品を健康に良い・悪いと決めつけ、「体に良い食品」をたくさん食べ、「体に悪い食品」は極端に制限するという話を見聞きします。

しかし、食べ物を体に良い・悪いと白黒つけて食物選択の範囲を狭めることで、かえって健康を害するのではないかと危機感を感じています。

私は「在宅訪問管理栄養士」という仕事をしています。

在宅医療を受けている方のお宅へ出向き、患者さんの食や栄養の困りごとに対して、栄養学的知見からさまざまなアドバイスをする仕事です。ときには、介護者であるご家族さんとキッチンに立ち、調理指導をすることもあります。

その中で「○○は体に良いから毎日必ず食べています」というお話を聞くことが多く、その逆に「◇◇は体に悪いから一切食べていません」ということもあります。

「○○はたしかに体に良いというイメージがありますが、実はこんな栄養素が足りないんですよ」

「◇◇は体に悪いというイメージがありますが、今の患者さんにとっては必要な栄養を含んでいるので、食べても大丈夫ですよ」

と説明します。すると、

「そうだったのですか。知りませんでした。なんとなく、体に良い（悪い）というイメージでそうしていました」

とおっしゃるのです。

このように、「体に良い食べ物・悪い食べ物」のイメージの誤解を解くことから、栄養指導が始まることが少なくありません。

食品のある一面を切り取って「体に良い・悪い」という情報だけが独り歩きし、どんな人にどれだけの量が適量なのか、あるいはどれほどの量を食べると「食べすぎ」になるのか、詳しい情報が不十分なまま、社会に拡散されてしまっているのです。

実際の訪問栄養食事指導では、その方の年齢や体格、持病に合わせて必要な推定栄養量を設定し、介護力や経済力をふまえ、その栄養量を満たすための具体的な食品の選び方や摂取量を提案しています。

この本では、一般に見聞きする「食品と健康に関する疑問」に対して、栄養学的な根拠をもとに回答する形で説明しています。

主食であるご飯などの炭水化物から、野菜・果物、肉・魚、豆、乳製品、調味料など、食品のカテゴリごとにまとめて記載しています。
食品の栄養的な違いがわかるよう、最新の「食品成分表」から主要な栄養素のデータも引用していますので、文章と照らし合わせながら、それぞれの食品の栄養学的な特徴を見ていただければと思います。

読み終わったときに、「食べ物は体に良い・悪いと単純に白黒つけられない」ということをご理解いただけたら、この本の目的は達成されます。読者のみなさまの「食べ物に対する誤解」がとけ、食物選択に幅が広がることで、より健康的で豊かな食生活を送っていただければ、これほど嬉しいことはありません。

在宅栄養専門管理栄養士　塩野﨑　淳子

※　文中に登場する患者さんの事例は、個人情報保護の観点から年齢や性別などの情報を一部変更しております。

※　文中の栄養価計算はすべて、『八訂食品成分表２０２３』（香川明夫監修・女子栄養大学出版部）や、栄養計算ソフト『栄養Ｐｒｏクラウド』（女子栄養大学出版部）を使用して筆者が計算したものです。

目次

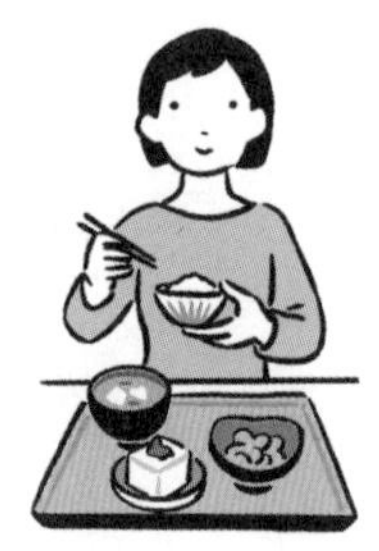

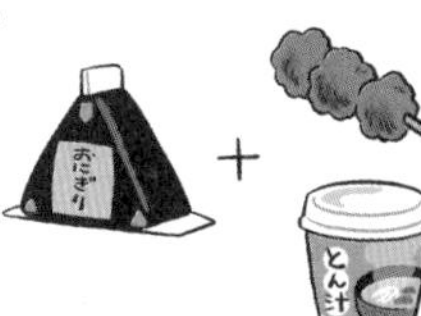

第2章 野菜・果物の大誤解

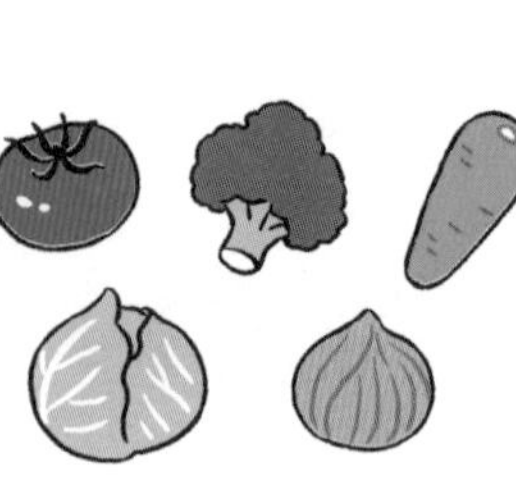

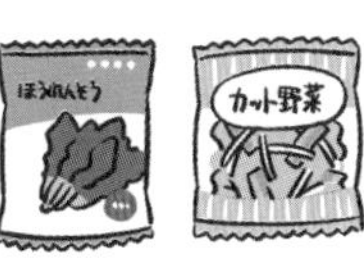

第3章 肉・魚の大誤解

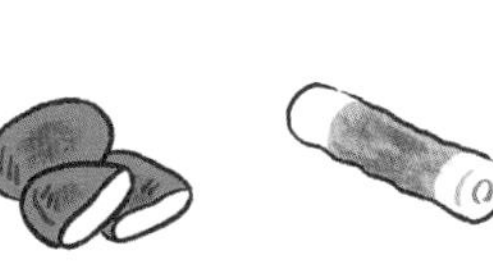
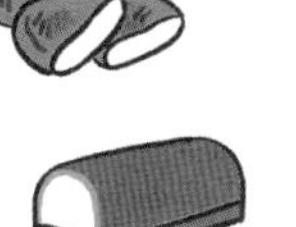
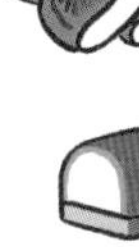
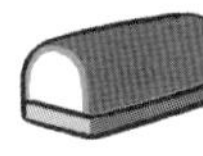

第4章 炭水化物の大誤解

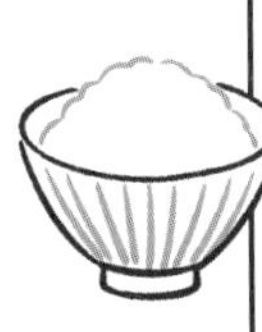

第5章 大豆製品の大誤解

第6章 乳製品の大誤解

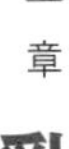
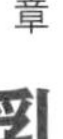

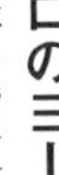
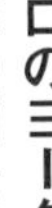
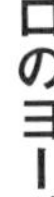
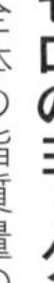
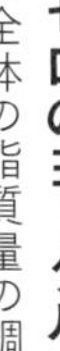
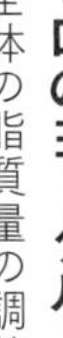
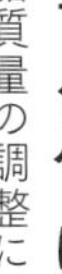
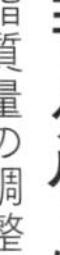

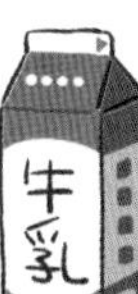
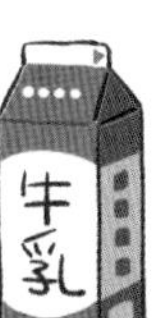

第7章 調味料・味付けの大誤解

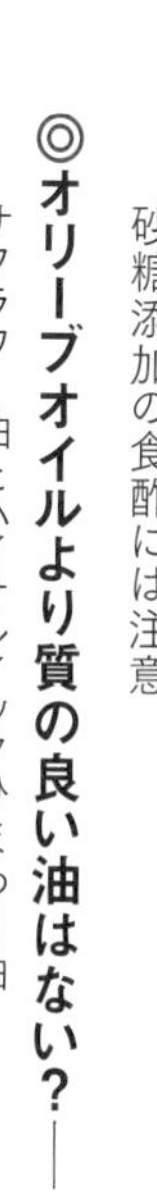
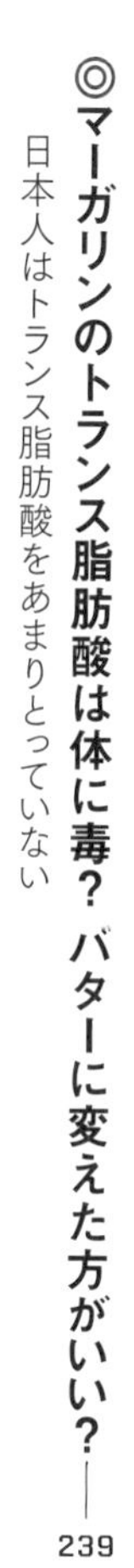
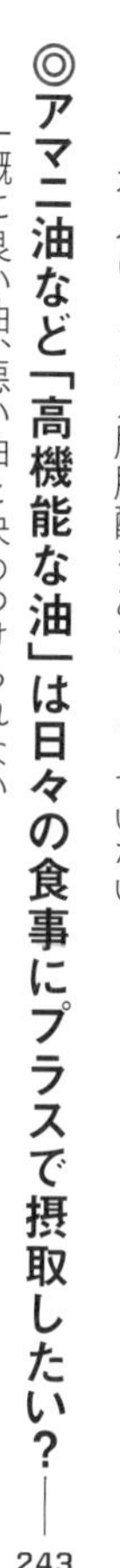

第8章 お菓子・お酒の大誤解

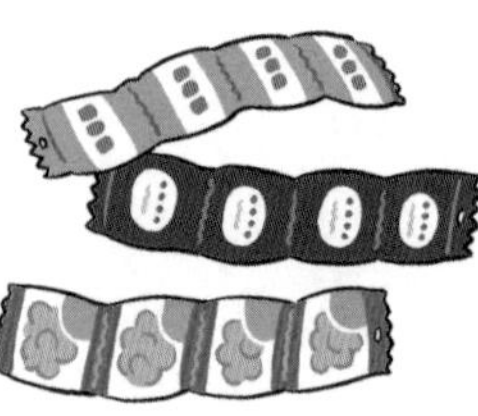

第1章

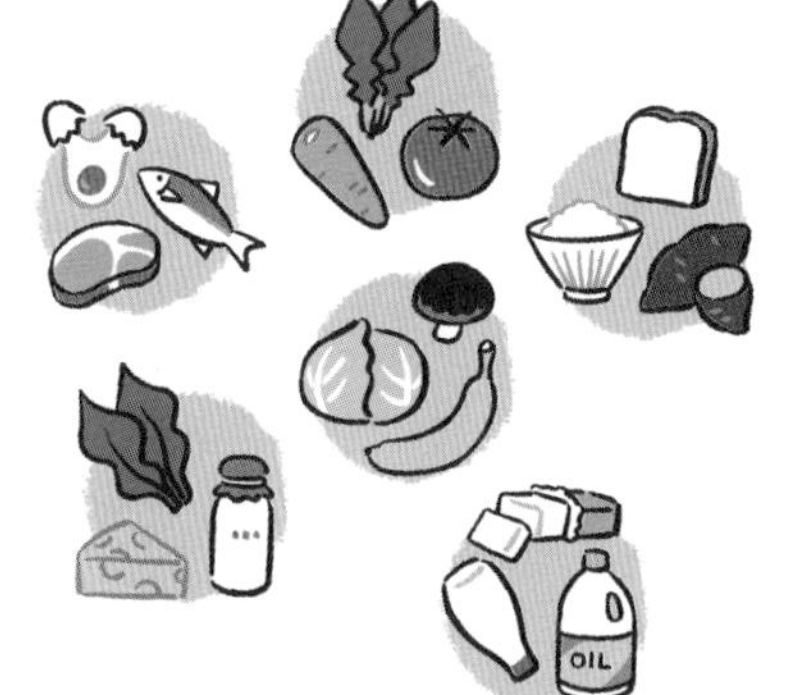

体に良い・悪いの大誤解

「体に良いから」「栄養豊富だから」と、とりすぎれば逆に体に良くない

「健康的な食べ物」の情報は玉石混交

健康のことを考え、できる限り「体に良い食べ物」をとりたい……。そう思っている方は多いと思います。栄養面から健康な生活をしようというのは、とても良いことです。食べ物で体がつくられるのは、たしかです。

「体に良い食べ物」の情報もたくさん出回っています。ただ、その情報は玉石混交で、根拠が不明確なものもあります。「健康的な食事」を実践する難しさを感じます。

私は、在宅医療を受けている方のお宅に出向いて、食事や栄養のアドバイスをするどの情報が正しい…？

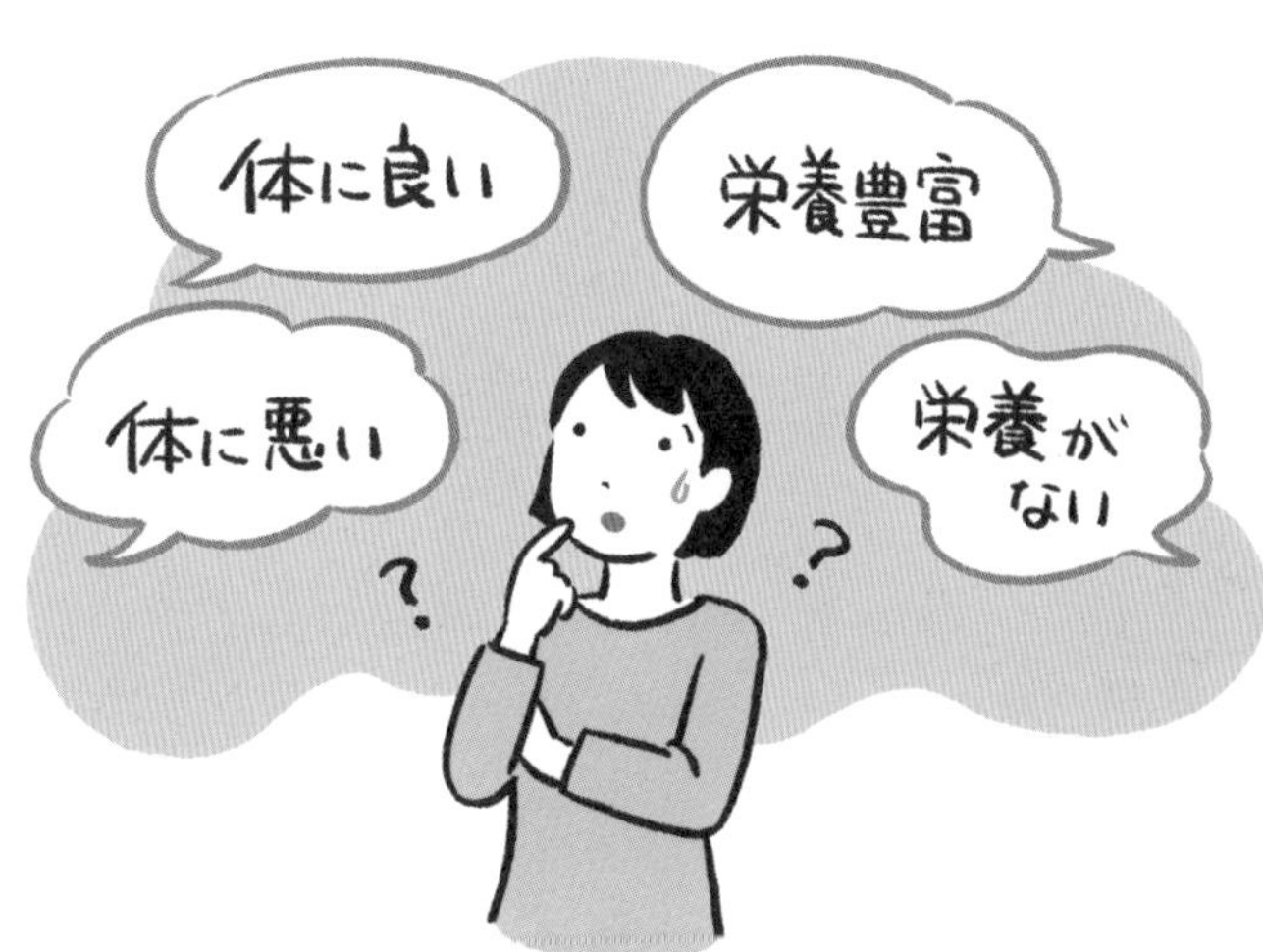

仕事をしています。

ある日、自宅で一人暮らしをしている80代男性Aさんを訪れると、あまり食が進まないと言います。

食事内容を詳しく聞き取ると、主食に玄米を召し上がっていました。

「玄米がお好きなのですか？」と聞くと、「いや。好きではないけど、健康に良いというし、がんの再発予防になるって聞いたから」と答えます。

なるほど、Aさんは約10年前に胃がんを患い、胃の一部を切除しています。がんの再発を恐れて、「がんを予防すると言われている玄米」を食べていたのです。

しかし、胃や腸を切除している方は、健常な方よりも消化吸収能力が低下していま
す。玄米のもみ殻は消化に悪く、胃を切除した方には不向きな食品です。大量に摂取
すれば、不消化で下痢になってしまうかもしれません。

また、「がんの再発を予防する」という情報も、再発を防ぐという確固たる根拠がな
いため、Aさんに自信をもってすすめることはできません。

なにより、体重が低下して栄養失調の恐れがあるAさんには、「食が進まない玄米
食」よりも「やわらかめに炊いた白米」をしっかり食べていただく方が大切であるこ
とをお伝えしました。

その後、簡単に調理できる炊き込みご飯や煮物などの調理指導を通して、少しずつ
食べる意欲を取り戻したAさんは、食べることが楽しみになったとおっしゃっていま
した。

大事なのは「量」。水でさえ飲みすぎれば水中毒の危険が

玄米に限らず、ある食品が病気の発症や悪化予防になることはあります。しかし、そ

の情報が独り歩きしていることに危機感を感じます。
「健康に良い」とされる食品も、食べ方や食べる人にとっては逆効果ということもあります。**その食品が健康に良いかどうかは食べる人の食習慣や体質、持病、栄養状態などによって変わります。**

「栄養豊富な食べ物は、食べれば食べるほど体に良い」と誤解している方も少なくありません。

近年、高齢者の低栄養を防ぐ目的で「たんぱく質」摂取の必要性が叫ばれていますが、肉や魚にはたんぱく質だけでなく脂質も豊富です。また、味噌などの発酵食品が体に良いとよく耳にしますが、塩分の多い発酵食品の食べすぎは禁物です。

どんな食べ物にも「適量」があり、体に良いとされる食べ物も、とりすぎれば健康を害するかもしれません。どんな食品を選ぶかということと同じくらい、「どれだけ食べるか」という「量」が大切なのです。

水でさえ、飲みすぎると「水中毒」となり、命の危険にさらされます。

以前、ある介護施設の管理者が「脱水を防ぐため、高齢者は一律1・5ℓの水を飲ませる」という方針を打ち出し、医療や介護の専門家から大きな批判を集めたことがありました。

高齢になると、心臓や腎臓の機能が低下してむくみが生じることもありますし、一人ひとり食事摂取量も違うため、水分量は一律に決めるようなものではありません。「脱水を防ぐ」ために水分量を増やすことで、持病が悪化する方もいるのです。

「何を食べるか」と同じくらい
「どれくらい食べるか」が重要

「栄養があまりない」「体に良くない」と言われるものの誤解

カサ増しに重宝するもやし

反対に、「栄養があまりない」と言われている食べ物もあります。けれども、食べ方によっては健康の役に立つことがあります。

たとえば、栄養が少ないと言われる「もやし」ですが、肉野菜炒めやスープのカサ増しに。しゃきしゃきとしているため、しっかり咀嚼（そしゃく）する必要があります。その結果、**食事をゆっくり進めることができ、血糖値の急上昇を抑えることが期待**できます。

血糖値が高い方には、ポテトサラダの代わりに、茹でてぎゅっと絞ったもやしをマヨネーズで和（あ）えてみると、ポテトサラダを食べるよりも大幅に糖質をカットすることができます。もやし自体には豊富な栄養があるとは言えませんが、食事全体を見たときに、大切な役割があることがわかります。

ほかにも、ツナ缶でたんぱく質を補充したいとき、ツナ缶だけで食べるのはちょっと苦痛ですよね。でも、茹でたもやしと和えれば、ツナもやしサラダに。ツナをおいしく食べることができます。

もやしは「助演俳優」のような役割ですね。食品の役割は「栄養素」をとるためだけではありません。歯ざわりや香りを感じるのも「おいしさ」の一部であり、咀嚼運動も大切です。

緊急事態に貴重なエネルギー源となったカップラーメン

「体に悪い（良くない）」と言われる食べ物もあります。

スナック菓子やカップラーメン、お酒などは「体に良くない」と言われるものの代表格ですが、時と場合によっては体にとって必要なこともあるでしょう。

２０２２年、新型コロナウイルスの感染拡大によって、各地の医療機関がパンクし、多くの方が自宅療養を強いられた時期がありました。その際、自治体が用意した緊急食糧支援物資の内容に、ＳＮＳ上で議論が沸き起こりました。カップラーメンが入っていても、健康に悪いからと子どもに与えず、必要な栄養が確保できないと嘆く発信もありました。

たしかにカップラーメンは長期間、毎食食べれば塩分のとりすぎやたんぱく質の不足がありますが、緊急事態では貴重なエネルギー源となります。必要なエネルギー量が不足すると、かえって感染症からの回復が遅れてしまいます。

また、**少量の食前酒には「アペリティフ効果」という、食欲を刺激する効果**が期待できます。訪問栄養食事指導でも、あまり食欲がわかない高齢の患者さんに、大好きだったビールや日本酒などをすすめることがあります。

食事は「栄養摂取」のみならず。
「おいしさ」も楽しみたい

近頃、悪者にされている炭水化物（糖質）も…

糖尿病でない人に必要以上の制限は無用

先日、スーパーで売られている「ロースハム」のパッケージを見たら、「低糖質」と書いてありました。「ロースハムはそもそも低糖質な食品なのに、なぜわざわざ当たり前のことを書くのだろうか」と疑問に思いました。

これは一般的に「低糖質」が「健康に良い」という認識が広まったため、「低糖質」がアピールポイントになるということなのでしょう。管理栄養士としては、なんとも言えない気持ちになりました。

ご飯の代わりに肉で同量のエネルギーをとろうとすると…

ご飯200g
約330kcal

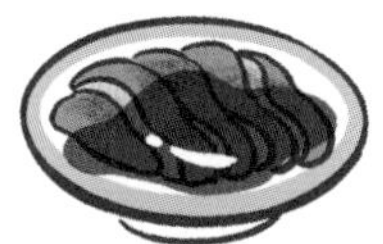

鶏の照り焼き150g
約300kcal

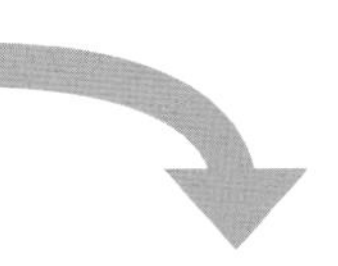

塩分と動物性脂質は増え、
食物繊維は減ってしまう!

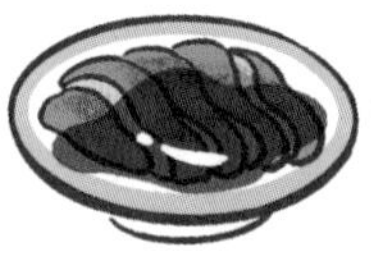

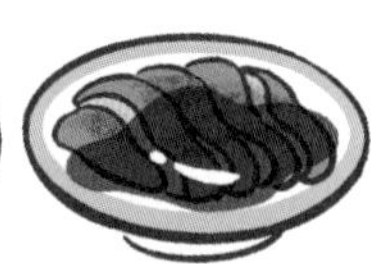

鶏の照り焼き300g
約600kcal

糖質制限の落とし穴!

最近、ことに悪者扱いされている炭水化物ですが、人間が生きていくうえでもっとも大切な栄養素は、エネルギー源である糖質です。

それは、**脳が糖質を必要としている**からです。

健常な方は、必要以上に糖質を制限する必要はありません。糖尿病がある方であっても、薬で血糖コントロールができている方は、むしろ低血糖を防ぐためにしっかりと糖質を摂取する必要があります。

そもそも、とりすぎ注意なのは糖質だけではありません。塩分や脂質もとりすぎ注意です。

前ページの図をご覧ください。**ご飯の代わりに、ご飯のエネルギーと同じ量のたんぱく源のおかずを食べる場合、塩分・脂質が増え、ご飯からとれるはずの食物繊維が減ってしまいます。**

ご飯茶碗1杯のエネルギー量は約300kcalですが、その分を同じエネルギー量の鶏の照り焼きに置き換えると、たしかに糖質を減らすことはできますが、その代わり、とりすぎたくない塩分や脂質が増えてしまうのです。

このような食事を続けていると、別の病気になってしまうかもしれません。

とりすぎ注意は糖質だけじゃない。
塩分や脂質も気をつけたい

大事なのは「バランス」。5大栄養素を偏らずとる

たんぱく質も必須なら炭水化物もビタミンも必須

「これひとつ食べれば完ぺき」という食べ物は存在しません。栄養豊富と言われる食材も、とりすぎは良くないこともあるし、栄養がないと言われる食材にも役割があります。体に良い・悪いと単純に分けられるものではありません。

大切なのは「いろいろな食べ物を万遍なく、バランスよく食べる」ことです。

人の体にとって必要な栄養素やその働き、必要量を知ることが栄養学の基本です。栄養素は大きく5つに分類されており、**たんぱく質、脂質、炭水化物、ミネラル、ビタミンで「5大栄養素」**と呼ばれています。

炭水化物、たんぱく質、脂質はエネルギー源になります。たんぱく質が分解されたアミノ酸や、脂質が分解された脂肪酸は、エネルギー源になるだけでなく、体を構成し、ホルモンや酵素などの生理活性物質の原料になります。

ビタミンやミネラルは、体の代謝や生理機能を維持・調節するために必要不可欠です。どの栄養素も健康を維持するために大切です。

たんぱく質なら肉や魚、ビタミンなら野菜といったように、それぞれの栄養素が多く含まれる、代表的な食品があります。

ただ、栄養学の難しいところは、食品を栄養素ごとに単純に分けられないことです。たとえば、「ご飯」は炭水化物に分類されますが、植物性たんぱく質が含まれています。たんぱく質と言えば「肉」を思い浮かべますが、たとえば牛肉は脂質や鉄も多い食品です。野菜もビタミンが豊富なだけでなく、カリウムや食物繊維なども含まれています。

ひとつの食品にはいろいろな栄養素が含まれています。**肉だけ・野菜だけ、さらにはその種類も偏ることなく、さまざまな食品を食べることが大切です。**

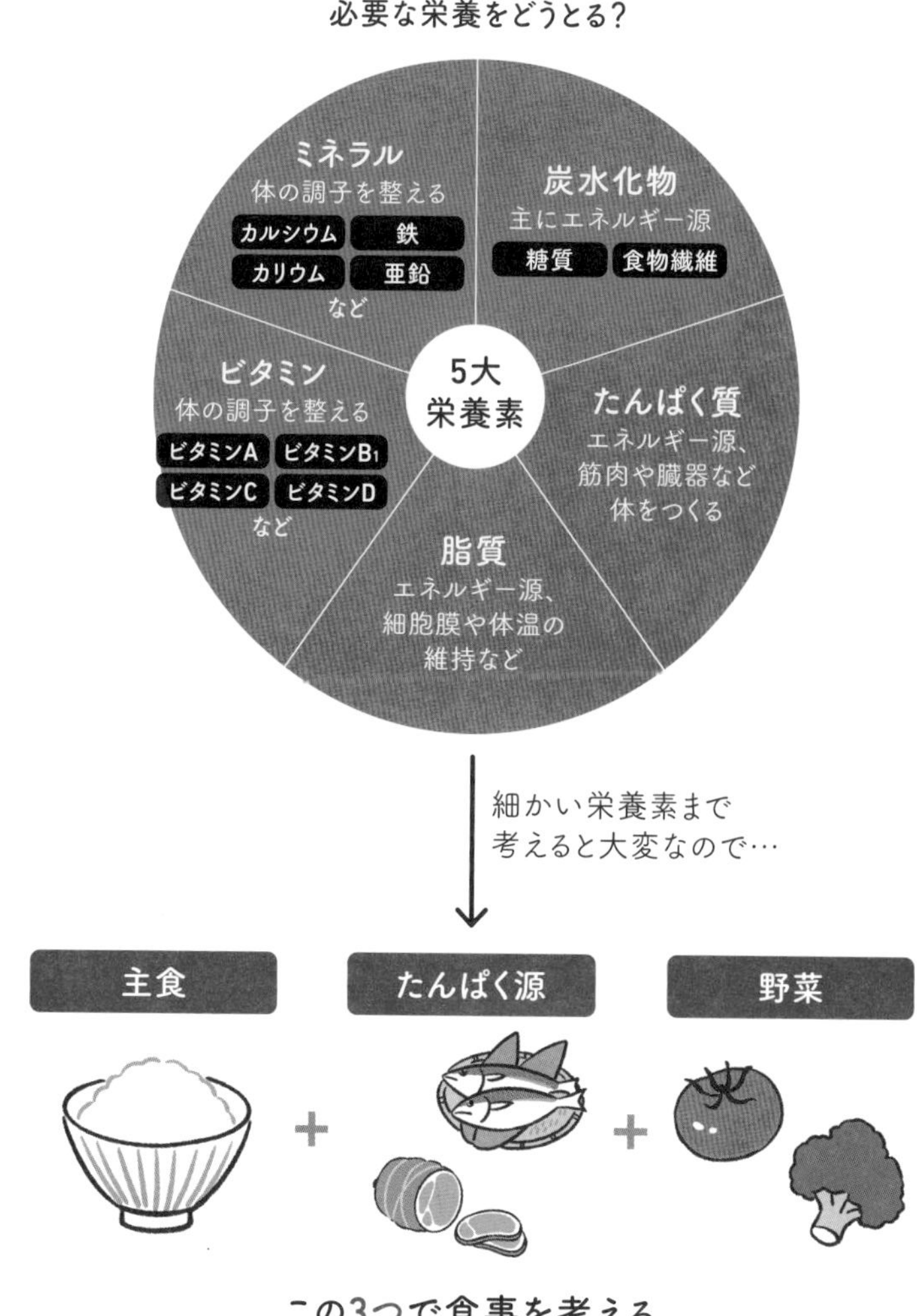
必要な栄養をどうとる?
ミネラル
体の調子を整える
カルシウム
鉄
カリウム
亜鉛
など
炭水化物
主にエネルギー源
糖質
食物繊維
5大
栄養素
ビタミン
体の調子を整える
ビタミンA
ビタミンB1
ビタミンC
ビタミンD
など
たんぱく質
エネルギー源、
筋肉や臓器など
体をつくる
脂質
エネルギー源、
細胞膜や体温の
維持など
細かい栄養素まで
考えると大変なので…
主食
たんぱく源
野菜
この3つで食事を考える

いろいろな食品をとればいろいろな栄養素が自動的にとれる

みなさんがよく知っている「バランスの良い食事」のお手本は「学校給食」や「入院中の病院給食」です。

最近は食糧価格の高騰により、本来学校給食で満たすべき栄養素が不足している学校もあるようですが、特定の食品（たとえば野菜ばかり、肉ばかり）に偏ることなく、毎日いろいろな食材や調理法、味付けがなされています。

ビタミンやミネラルなどの微量栄養素も満たせるよう工夫されています。1日だけではなく1週間単位などで、平均して必要栄養量が足りているかを評価して、献立が立てられています。

しかし、お手本のような食事を毎食続けるのはなかなか難しいものです。

そこで、**「主食＋たんぱく源＋野菜」の方程式**を意識してみてください。たとえば、「ご飯＋焼き魚＋ほうれん草のおひたし」「パン＋ソーセージ＋ミニトマト」と、**3つの要素を揃えるだけで、「バランスの良い食事」に近づきます。**

カルシウムや鉄など、意識的にとらないと欠乏しがちな栄養素もありますが、**乳製品や卵など「いろいろな栄養が含まれている食品」を上手に活用していただくと、栄養の底上げになります。**

ただし、栄養が豊富だからといって、牛乳を毎日1ℓも飲むようなことはやめましょう。牛乳には脂質も豊富に含まれます。飲みすぎれば、脂質異常症のリスクが高まります。やはりバランスが重要です。

「主食＋たんぱく源＋野菜」の方程式で
シンプルに食事を組み立てる

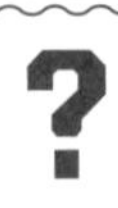

「これを食べれば○○病を防げる」と実証するのは難しい

被験者の条件を同じにするのは困難

テレビや雑誌などで「○○（食べ物）が病気に効く」と話題になり、食品売り場からその食べ物がなくなることがあります。

「食べ物の効果」を検証するためには、同じ条件の被験者を集め、効果に影響を与える、ほかの要因を極力排除して、客観的に検証しなければならず、とても難しいものなのです。

ある乳酸菌飲料の腸内フローラの研究報告によると、条件が同じ対象者を無作為に

２群に分け、片方には「有効と考えられる乳酸菌を加えたドリンクＡ」、もう片方には前者と同じ味の「乳酸菌飲料風ドリンクＢ」を用意し、それぞれに一定期間飲んでもらって効果を検証したとありました。

被験者は、自分がどちらを飲んでいるかわからないのです。Ａを飲んだ人の腸内フローラがＢの人よりも明らかに良い状態に変化しており、有効性が示せたなら、「効果があった」と考えられるでしょう。

しかし仮に、たまたまＡを飲んだ人の中にヨーグルトや食物繊維が豊富な根菜類、豆類などを日常的に食べる人が多く含まれていたら、**Ａグループの結果は乳酸菌飲料のおかげなのか、日常的な食事のおかげなのかわからなくなってしまいます。**

したがって、こういった検証を行う場合は、乳酸菌飲料以外の食事も全員同じにするのが理想です。多くの被験者の食事を管理しなければならず、お金も時間もかかる壮大な研究になります。

「これが○○病を引き起こす」とも言い切れない

また、病気の発症には複数の要因が重なっています。病気によっては、持って生まれた体質も深く影響しているかもしれません。

私の親戚にも、煮物の味付けが濃く、非常に甘くてしょっぱいものをたくさん食べていたのに、まったく糖尿病にはならずに90代まで元気に生きていた方もいます。煙草を吸っていてもがんにならない人もいます。逆に40代でまだ若く、健康に気をつけていても糖尿病やがんになる方もいます。

これが○○病を防ぐということも、反対にこれが○○病を引き起こすということも、はっきりと言うことはできないのです。大事なのはやはり、バランス良く食べることではないでしょうか。

さらに、**食習慣だけでなく、運動や睡眠、休息することが、病気を予防するために重要であったりします。**食事は健康のために重要ですが、万能ではないのです。

病気の原因は複数からむもの。
食事は万能薬ではない

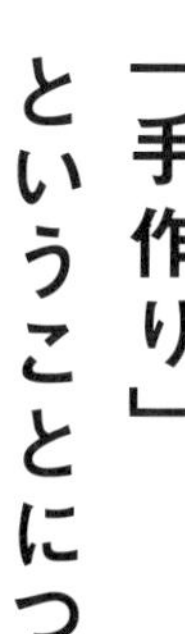

「手作り」ということについて

忙しい毎日、完ぺきに料理できる人ばかりではない

よく「手作りである方が健康的」と言われます。

けれども忙しい毎日、完璧に料理ができる人ばかりではありません。

手作りの日もあれば、出来合いのものに頼る日もあっていいのではないでしょうか。

とくに、離乳食や介護食など、より健康を意識した食事作りを担っている方は、「手作りでなければ」というプレッシャーに押しつぶされそうになっているのを見受けます。

手作りかどうかよりも、「何をどれだけ食べるか」が大切です。便利な市販品を利用することに、負い目を感じる必要はありません。

「顆粒だしは使わず、しっかりとだしをとるべき」という意見もあります。たしかに、だし昆布や鰹節、いりこなどでだし汁をとるのは、おいしいだけでなく減塩にもなるため理想的と言えますが、特別な減塩が必要な方以外は、顆粒だしを活用することはなんら問題ありません。

最近は、減塩顆粒だしや減塩鶏がらスープのもとなどの「減塩うまみ調味料」も豊富に揃う時代になりました。

私が訪問している患者さんに、脳卒中の後遺症により手に麻痺が残ってしまった男性がいます。持病に高血圧もあったため、医師から減塩を指示されていました。

一人暮らしなので、手の込んだ料理をつくることができず、食事はほとんどが出来合いのお惣菜でした。麻痺のため野菜を切るのも大変ですので、カット野菜や水煮野菜、冷凍野菜を活用した「減塩レシピ」を一緒に調理しています。

コツをつかんだ男性は、みるみる料理が上手になっていきました。また、短時間でおいしい減塩料理ができるので、和洋中さまざまな料理にチャレンジされています。今では、手作りホワイトソースもお手のものです。

コンビニのおにぎりも…

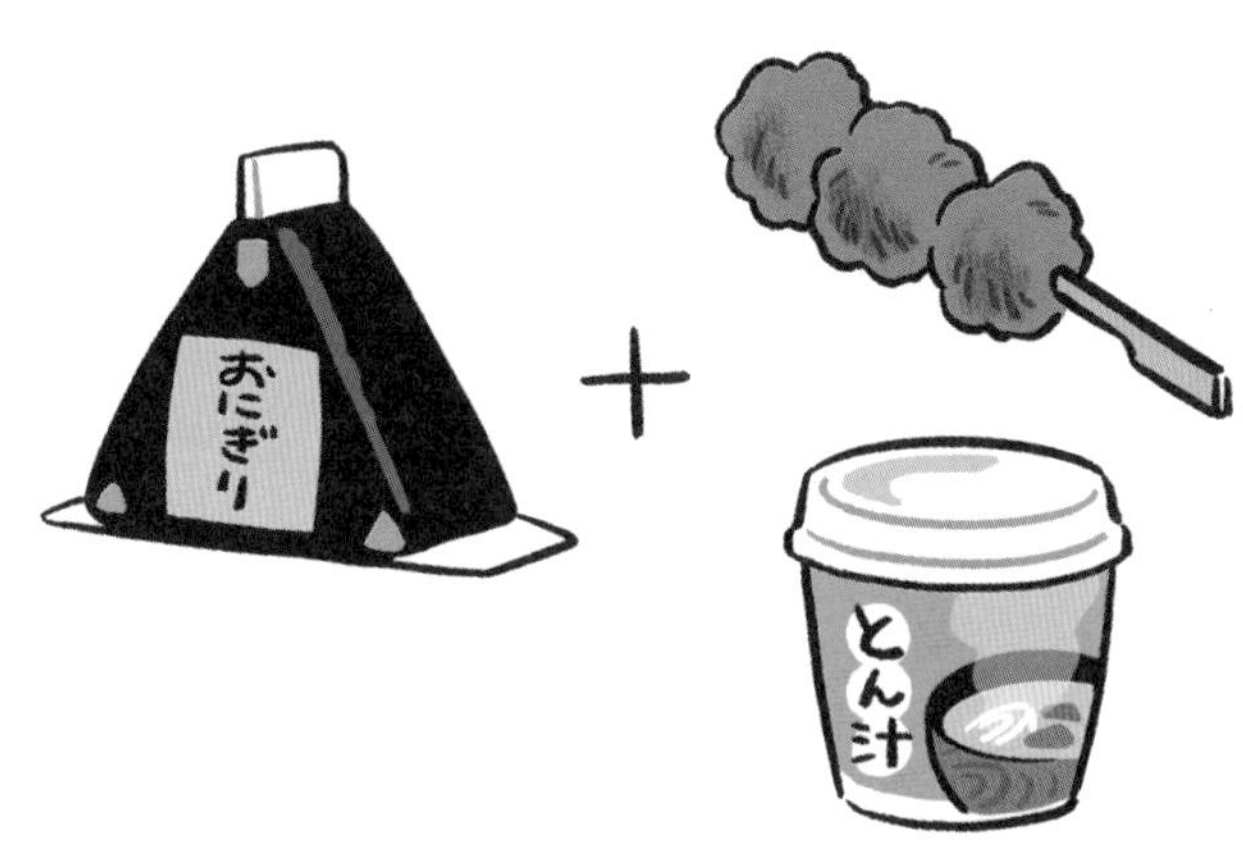

唐揚げと豚汁を足せばバランスご飯に

コンビニご飯も合わせ方次第

日々の食事で大事なのは、**「（手の込んだ）料理をする」ことより「そこそこ栄養バランスの整った食事を用意する」**こと。

缶詰やカット野菜、冷凍野菜など加工品も活用して、「主食＋たんぱく源＋野菜」を揃えることを意識してみてください。

コンビニご飯でも、ポイントを押さえれば、ちゃんとした献立にできます。

たとえば、おにぎり（主食）、唐揚げ（たんぱく源）、和え物やサラダなど。最近は健康意識の高まりから、コンビニやスーパーで並ぶサラダのバリエーションが増えました。サラダの代わりに豚汁やミネストローネスープからも野菜がとれます。

「既製品ばかり食べているから不健康」とは限りません。手作りでも偏った食事をしていれば健康を害します。

便利な市販品を使うことに負い目不要。「栄養の揃った食事を用意」できればいい

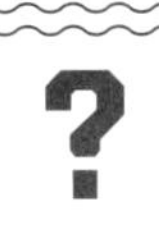

その食品の「ナチュラルさ」はどれだけ栄養価に影響がある？

有機野菜は体に良さそうなイメージだが…

野菜は鮮度と品質に深い関係があります。収穫された野菜は生きており、呼吸で野菜の中の栄養を消費してしまうのです。ほうれん草などの葉物はクロロフィルやビタミンCが時間とともに減少するので、購入したらなるべく早く調理して食べることをおすすめします。

しかし、トマトなど、追熟によって甘くおいしくなる野菜もありますので、**すべての野菜が「鮮度第一」というわけではありません。**（※1）

また、有機農法で育てられた野菜とそうでない野菜は、栄養的にどの程度の違いがあるのでしょうか。有機農法の野菜の方が、栄養価が高く、おいしいようなイメージがありませんか？　実際のところはどうなのでしょうか。

「栽培条件（有機栽培と慣行栽培）の違いによる葉物野菜の栄養成分と官能特性」（日笠志津）という、非常に興味深い報告があります。（※2）

「官能特性」とは、官能評価という「おいしさ」の専門的な評価によって得られた特性のことです。その結果、市場に流通している有機栽培品は慣行栽培品と比べて、体内成分含量に違いを認められなかったと結論づけています。

しかしながら、有機の方が甘味が強く、総合評価も好まれたという結果が得られたため、やはり有機の方がおいしいと感じやすいのかもしれません。

ただし、この研究は試料が限られており、「本結果が国内で生産されている有機農産物の実態を代表しているとは言えない」と明言していることから、この報告だけでは何とも言えないというのが正直なところです。

客観的な評価ができる機関が、日本各地の有機農産物と慣行農産物を集めて、大規模な調査を行わないと、その真相はわかりません。したがって、現時点では有機野菜にこだわらず、スーパーで普通に手に入る野菜で問題はないと言えます。

添加物は「食品加工」の英知

また、「無添加」のものの方が体に良さそう、「無添加」と銘打たれているものをつい選んでしまう…という方は、「無添加の方が安心で、添加物は危険」だという思い込みがあるのではないでしょうか。

加工品に使用する食品添加物は、日本では厳格な規制があり、「人が一生、毎日食べても安全な量」が決められています。私たちの口に入る量はさらにその１００分の１ほどの量です。

ハムやソーセージを毎日１kgも食べるような方がいたら、添加物による健康被害が出てもおかしくないですが、普通はそんなに食べません。毎日その食品を大量にとらなければ、体内に入るのは微々たる量です。

添加物がこわい方も、熱や痛みが出たら解熱鎮痛剤は服用しますよね。薬は化学物質の塊です。副作用も明記されています。しかし、リスクとベネフィット（効能）を考慮して、飲むかどうかを選択していますね。

食品添加物も同じです。大量に摂取すれば毒ですが、上手に利用することで、**大量生産が可能であり、大量生産することで食品の値段も抑えることができます。**保存料を加えていない食品はすぐにカビが生えてしまい、保存期間が限られます。

食品添加物は、飢餓に苦しんできた人類が、長い歴史の中で獲得した「食品加工の英知」です。むやみに恐れる必要はありません。

普通にスーパーで手に入るもので問題ない

※1 「青果物の鮮度に関する収穫後生理学」『食糧 56号』農研機構 食品研究部門
https://www.naro.go.jp/publicity_report/publication/nfri_syokuryo56_4.pdf
※2 『日本食生活学会誌 2013年24巻2号』日本食生活学会 p68-82

管理栄養士が根拠とするのは「食品成分表」と「日本人の食事摂取基準」

「レタス3個分の食物繊維」のカラクリを解く

管理栄養士は、対象者に必要な栄養の目安を求め、摂取する食品の重量から栄養計算して、目標とする栄養量を確保できるよう献立を組み立てます。

食品にどんな栄養がどのくらい含まれているのかを知るために必要なのが「日本食品標準成分表」です。略して「食品成分表」と呼んでいます。

成分表で食品に含まれる栄養量を求め、どちらのビタミンが多いとか、どちらの脂質が少ないかなど、比較検討することができます。最新の食品成分表は、われわれ**管理栄養士のバイブル**と言っていいでしょう。

たとえば、よく聞く「レタス3個分の食物繊維」という表現。「すごい量の食物繊維が入っているのね！」と思いませんか？

実際には、レタスは食物繊維があまり含まれない野菜です。食品成分表の表記である100g単位で見てみましょう。

レタス100g中の食物繊維は、総量が1・1gとあります。一方、食物繊維が豊富な切り干し大根は、茹でたもの100g中に3・7gもの食物繊維が含まれています。焼き芋（さつまいも）は100g当たり3・5gです。焼き芋100gは3分の1本ほどの量です。

レタスは1個が300gほどですから、丸ごと1個食べて、ようやく焼き芋3分の1本と同じ食物繊維がとれるということです。

なんとなく食物繊維が多そう、体に良さそう……という「イメージ」ではなく、数字という具体的な根拠に基づいて、食品の栄養を把握しているのです。

60歳女性の1日当たりのたんぱく質推奨量は？

もうひとつのバイブルが、「日本人の食事摂取基準」です。

「日本人の食事摂取基準」とは、厚生労働省が作成している、エネルギー（カロリー）と各栄養素の摂取基準です。各年齢・性別ごとに1日当たりの推奨量が設定されています。たとえば、たんぱく質は50～64歳の男性で65g、同年代の女性で50gといった具合です。

「日本人の食事摂取基準」は5年ごとに見直され、現在は2020年版が発表されています。病院や施設、学校などの給食は、この基準をもとに、喫食者の集団に必要な栄養量を求めて献立を立てています。

『食事摂取基準は、摂取すべき栄養素とその量をかなり細かく示してくれています。でも、それが実際に役立つのは、食べているものを調べ、食品成分表を使って栄養素に直したときです。』とは、栄養疫学の第一人者であり、「日本人の食事摂取基準2020年版」のワーキンググループ座長を務めた、佐々木敏先生の言葉です。（※）

私は訪問栄養指導を行うときに、「いつも食べている習慣的な食事内容」を患者さんから聞き取り、摂取栄養量を栄養素ごと算出し、習慣的に足りていない栄養は何かを明らかにします。

そのうえで、「炭水化物はそこそことれているけれど、たんぱく質が少ない」とか「ビタミン類はとれているけれど、鉄や亜鉛などが少ない」など食習慣の栄養的な傾向があればそれをお伝えし、**どんな食品を足したり引いたりすれば「バランス」が整うのか**を一緒に考えています。

「体に良さそう」というイメージではなく、具体的な数字に基づいて栄養を把握している

※ 佐々木敏「もしも食品成分表が世の中になかったら……」『八訂食品成分表2023』女子栄養大学出版部　p384

?

食事は習慣、今日明日だけのものではない。だから無理せずで

急に食べ物を変えても効果はすぐには出ない

体に良いからと、急に特定の食べ物を変えても、それが続かなければ体への影響は限定的です。**食事は習慣であり、日常生活の中に溶け込んでしばらくしないと、結果として現れません。**

たとえば血圧も、減塩をしてすぐに下がるわけではなく、効果は体質によって個人差がありますが、数週間でようやく変化が現れてくる方がいます。そして、その状態を維持するためには、その先もずっと減塩を続けていく必要があります。減塩によってあまり血圧の低下に効果が現れない方も。

あるスポーツクラブに入会し、短期間でダイエットに挑戦した知人がいます。そのクラブは、かなりストイックな糖質制限を課す食事指導で有名でした。知人もそれに従い、筋トレにランニング、厳しい食事制限に耐え、目標の体重まで減量に成功しました。

しかし、減量に喜んだのもつかの間、もとの食生活に戻ったら見事にリバウンドしてしまいました。また、過度な食事制限のためか、減量中は頭痛があり、体調が良いとは言えない状態でした。

「減量」という目的は達成しましたが、はたして「健康的」であるかは大きな疑問が残ります。

痩せてかっこよくなりたいという気持ちはよくわかりますが、ただ見た目を追求するだけでなく、「健康的な肉体であること」を前提にしないと、かえって体に負担をかけてしまいます。

摂取エネルギー量が必要量より多いのであれば、「いつもはポテトサラダだけど、グリーンサラダにしよう」とか「唐揚げはやめて、サラダチキンにしよう」など工夫して、無理のない範囲でエネルギー量をカットすることが大切です。**サラダのドレッシングひとつ、飲み物ひとつで、エネルギー量を調整することは可能です。**

食べることが生活の中の楽しみや癒しになっている方は少なくないでしょう。できれば、毎度の食事はおいしく楽しくとりたいものです。

東日本大震災の体験から得た教訓

2011年3月11日の午前中、私は突然思い立って、仙台港近くにあるパン屋さんに焼きたてのパンを買いに行きました。

帰宅して昼食をとり、ひと息ついた午後2時46分、東日本大震災が起こりました。「地震が午前中だったら、私は2人の幼い子どもと一緒に、車ごと津波にのまれていたかもしれない」と思うとぞっとしました。

事故や天災などで、いつ死ぬかもわからない中で私たちは暮らしているということを、改めて実感しました。

目の前の食事が、もしかしたら人生最後の食事になるかもしれないのに、「健康に良いけどおいしくない食事」であっていいのでしょうか。「もっとおいしいものを食べておけばよかった」と後悔しますよね。

逆に、「明日死ぬかもしれないから、なんでも思うまま食べる」という方もいますが、運良く10年後、20年後も無事故で生きられるかもしれません。

病気になってから暴飲暴食を後悔していた患者さんを何人も見てきましたので、健康にこだわりすぎるのも、無頓着すぎるのもよくないと思いますが、少なくとも「おいしくないもの」を我慢して食べることは、管理栄養士としてすすめたくありません。日々の「食の営み」を楽しみながら、健康になれたら理想的ですね。

厳しい栄養管理は続かない。
日々の食事を楽しみながら、ほどほどに

第2章

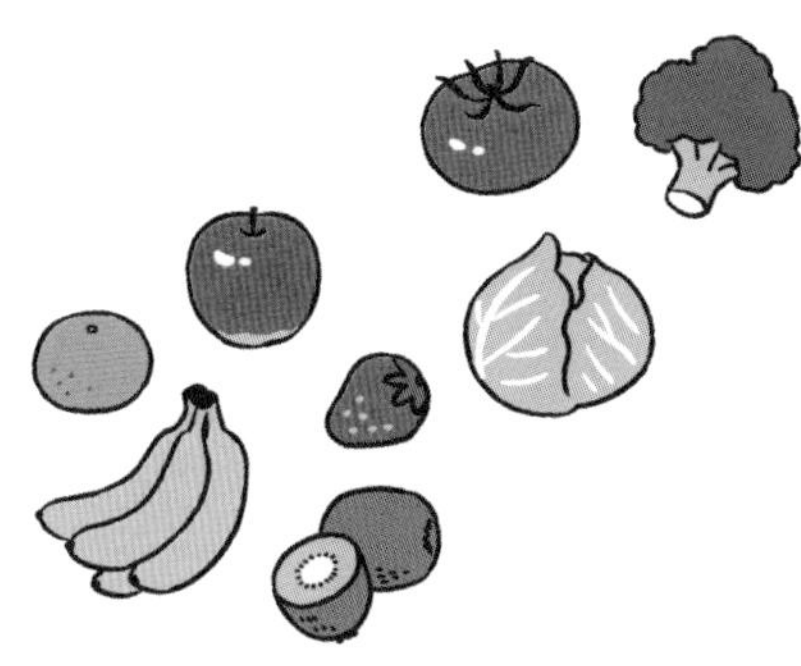

野菜・果物の大誤解

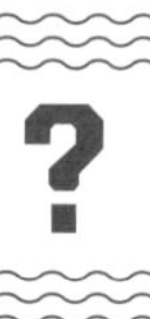

そもそも野菜はなぜ食べる必要があるの？

5大栄養素のビタミン、ミネラルを多く含む

「野菜を食べるのが大切」と言われるけれど……そもそも、なぜ野菜をとる必要があるのでしょうか。

野菜に含まれる主な栄養と言えば、5大栄養素の「ビタミン」と「ミネラル」と思う方が多いのではないでしょうか。

もっともメジャーなビタミンと言えばビタミンCですが、テレビCMなどで小学生でも知っていますね。このビタミンCは水に溶ける作用があるため、「水溶性ビタミン」と呼ばれています。

野菜にはどんな栄養が含まれる?

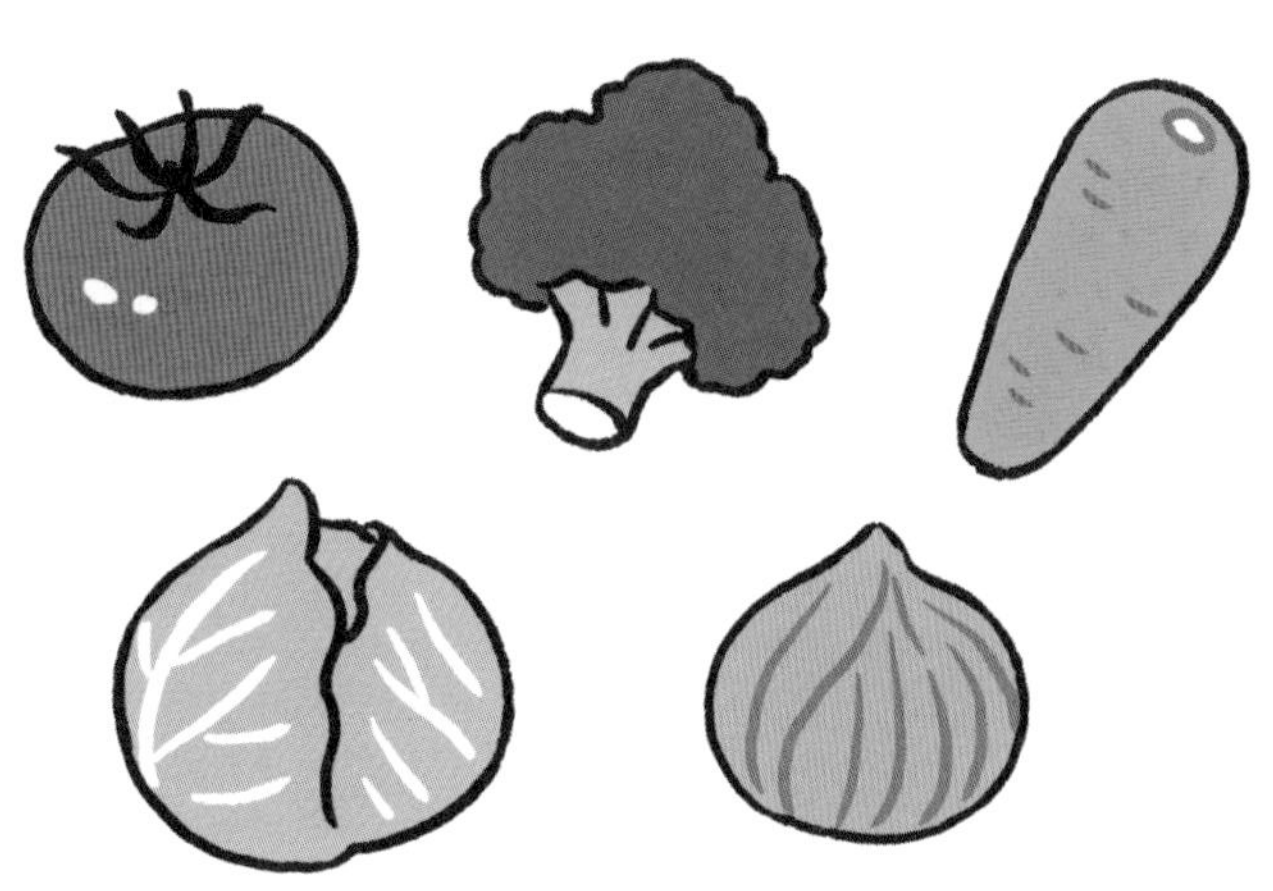

水溶性なので、体の中を通過して尿と一緒に体の外に流れてしまうので、毎日摂取する必要があります。

欠乏すると、出血時に血が止まりにくくなる「壊血病」という欠乏症になる恐れがあります。

壊血病はかつて船乗りに恐れられた病です。航海では何日も新鮮な野菜や果物を食べられないため、ビタミンCの欠乏を起こしてしまうのです。

その後、レモンやオレンジなどの柑橘類に壊血病を予防する効果が発見され、船にはたくさんの柑橘類を積んで出航するようになったそうです。

柑橘類を食べることでビタミンCが補充されたのですね。

「食事誘導性熱産生」とは

野菜には、ビタミンやミネラルのほか、糖質や脂質を多く含むものや、枝豆のようにたんぱく質を多く含む野菜もあります。アボカドなどは脂質が多く、エネルギーもとれます。食物繊維が豊富な根菜や海藻には、整腸作用が期待できます。

また、野菜を食べるときにはたくさん咀嚼する必要があります。咀嚼することで口腔機能を維持し、食べることでエネルギーを消費する働きも生じます。これを「食事誘導性熱産生」と言います。

同じ栄養量の食べ物を栄養剤としてただ飲むよりも、しっかり咀嚼して食べた方が、食事でエネルギーを消費するのです。

咀嚼すると、唾液がたくさん出てきますね。唾液には「アミラーゼ」という分解酵素が含まれています。ご飯をしっかり噛んでいると、だんだん甘くなってきます。ご飯のでんぷんが分解されて甘く感じるのは、口の中で「消化」が始まっているのです。

栄養素の摂取源としての野菜のメリットだけでなく、食べる行動が口腔機能や全身状態に与える影響を考えると、「ビタミンやミネラルをサプリメントでとればいい」という単純なものではないことがおわかりになると思います。

ビタミンCが不足すると病気になることも。「咀嚼」という重要な役割

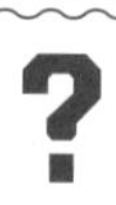

緑黄色野菜は淡色野菜より優秀？

基準値になるβ-カロテンとは？

淡色野菜は緑黄色野菜より栄養が少ないと誤解されている方もいらっしゃるのではないでしょうか。それでは、まず「緑黄色野菜の定義」を確認してみましょう。
緑黄色野菜は「原則として可食部100g当たりβ-カロテン当量が600μg以上のものとし、ただし、β-カロテン当量が600μg未満であっても、トマトやピーマンなど一部の野菜については、摂取量および摂取する頻度などを勘案の上設定しているものである。」とあります。（※）
β-カロテンは体内でビタミンAとして働く栄養素で、目の網膜や皮膚の健康維持に

緑黄色野菜と淡色野菜

主な緑黄色野菜	
ブロッコリー	おくら
ほうれん草	かぼちゃ
小松菜	万能ねぎ
アスパラガス	いんげん豆
にんじん	トマト
にら	ピーマン

など

主な淡色野菜	
玉ねぎ	レタス
きゅうり	セロリ
キャベツ	ごぼう
大根	もやし
白菜	なす
かぶ	れんこん

など

重要な役割があります。

おもしろいことに、キャベツは緑黄色野菜ではないのに、「めキャベツ」は緑黄色野菜に分類されているのです。つまり、緑黄色野菜はβ-カロテンの含有量に注目した分類ということなんですね。

トマトやピーマンが、実は緑黄色野菜の定義には当てはまらないという事実はおもしろいですね。

トマトやピーマンは「緑黄色野菜の代表選手」のイメージがありますが、100gあたりのβ-カロテン当量を見ると、トマトは540㎍、青ピーマンは400㎍です。しかし料理として食べる場合は、一度に食べる量が多いから、緑黄色野菜に分類されているのです。

同じピーマンでも、赤ピーマンは1100㎍です。倍以上のβ-カロテンが摂取できるのですね。少量でも効率よくβ-カロテンを摂取したいなら、赤ピーマン（パプリカ）を料理に加えるといいですね。

淡色野菜もしっかりとりたい

「野菜の栄養」を考えたとき、β-カロテンだけが栄養ではないですから、緑黄色野菜のみにこだわる必要はありません。キャベツや大根にはβ-カロテンは豊富ではありませんが、ビタミンCが豊富です。

緑黄色野菜の中でも、ビタミンB群やビタミンC、葉酸などが豊富な野菜がありま す。**小松菜やほうれん草、ブロッコリーなどは万遍なくいろいろなビタミンがとれる**ので、いろいろな種類の野菜を一度にたくさん食べられないときには、おすすめの野菜です。

カリウムは、主に細胞の中と外の浸透圧の調節に関わっている、重要なミネラルです。また、ナトリウムを体の外に排出する働きもあります。通常の食生活をしていれば欠乏する恐れはありませんが、季節の野菜は体に不可欠なミネラルであるカリウムの供給源になっているのです。

1日に摂取する野菜の目安としては、緑黄色野菜を片手に1杯、淡色野菜を両手に

1杯程度です。

違いはβ-カロテンの量に。淡色野菜のキャベツや大根にはビタミンCが豊富

※『八訂食品成分表2023資料編』女子栄養大学出版部　p78

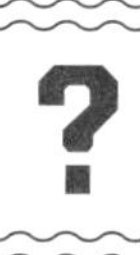

きゅうり、もやし、レタス…水分ばかりで栄養がないので、食べても無意味？

たしかにビタミンや食物繊維は少ないが

きゅうりやもやし、レタスはほとんど水分なので、他の野菜に比べるとビタミンや食物繊維が少ないのは事実です。

レタスは価格が高いこともあって、わが家ではあまり食卓に登場しない野菜のひとつです。同じ値段で野菜を買うなら、ブロッコリーやほうれん草に手が伸びてしまいます。

しかし、野菜の価値は「栄養」だけではありません。また、調理方法や他の食材との組み合わせによって、優秀な「脇役」になるのです。

きゅうりはぬか漬けにすると、ビタミンB1が増えます。それは、ぬかに含まれる豊富なビタミンB1がきゅうりに移行するためです。このように、野菜単体ではあまり栄養がなくても、「料理」になると栄養が増えることもあります。

われわれは野生動物とは違って、豊かな食文化の中で野菜を調理しておいしく食べることで、栄養を摂取することもできるのです。

たとえば**「カニ缶」を食べるとしても、単品では味や食感が単調ですが、茹でたもやしやレタスと一緒に食べるとシャキシャキとしている**ため、しっかり咀嚼しながら時間をかけて食べることができます。ゴマドレッシングなどを混ぜれば、脂質も摂取できますね。

野菜の役割は栄養だけではない

糖尿病の方は、ご飯などの炭水化物を食べる前に、こういった咀嚼が必要な野菜やたんぱく質を先に食べることで、血糖値の急上昇を押さえる効果が期待できます。**栄養素の有無だけを野菜の評価にするのではなく、食行動全体を見渡してみる**と、役に立っている野菜なのです。

しっかり咀嚼することで満腹感を得られるので、ダイエット中の方には、肉だけのソテーよりも、もやしでカサ増しした「肉野菜炒め」の方がいいこともあります。

とはいえ、ダイエット中で、食事の最初に野菜をたくさん食べるために、マヨネーズやドレッシングを大量にかけている方がいらっしゃいました。野菜を食べるために脂質と塩分を大量にとってしまっては、本末転倒ですね。

調理方法や他の食材との組み合わせによって「名脇役」になる

かぼちゃやれんこんは糖質が多いというから、避けた方がいい？

かぼちゃはビタミンA、れんこんはビタミンCが多い

野菜の中には、かぼちゃやれんこんのように糖質が高めのものがあります。

たとえば、スーパーで目にすることの多い「西洋かぼちゃ」に含まれる炭水化物（利用可能炭水化物）は、100g中に約16gです。温州(うんしゅう)みかん（早生）に含まれる炭水化物は約11gですから、果物並みの糖質が含まれているわけですね。

しかし、糖尿病でないなら、さほど気にしなくても大丈夫。**かぼちゃには豊富なビタミンAのほか、ビタミンB群やビタミンCも含まれています**。食卓にたくさんの種類の野菜を揃えることができないときには、ぜひ活用していただきたい野菜のひとつ

栄養を逃さない、おすすめのれんこんの食べ方

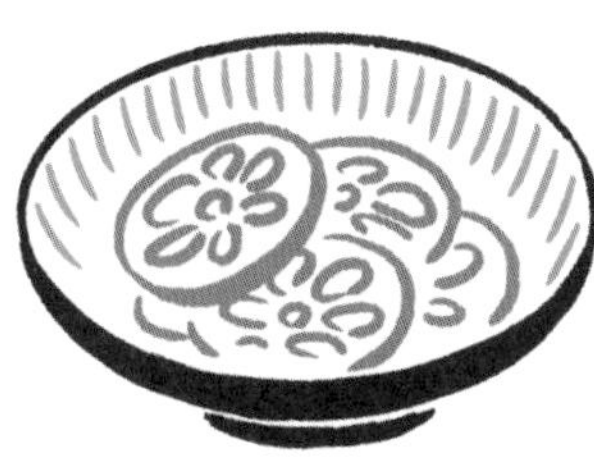
生で浅漬けに

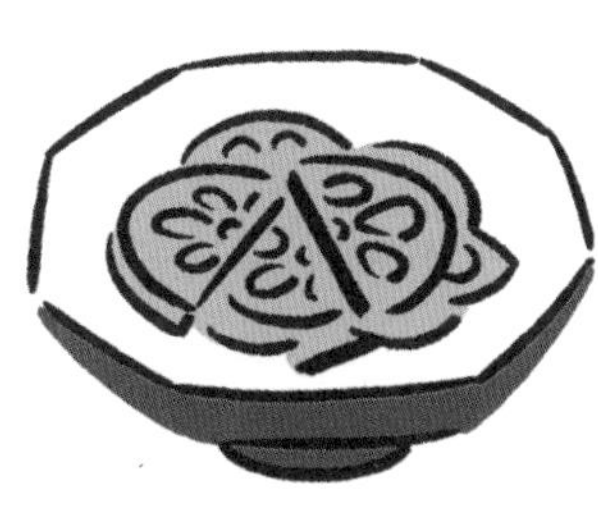
炒めて(きんぴら)

です。

　また、れんこんにも100g当たり約14gの炭水化物が含まれています。かぼちゃに並んで糖質が多い野菜と言えるでしょう。

　意外かもしれませんが、れんこんにはビタミンCが豊富に含まれています(100g当たり48mg・根茎生)。**茹でるとビタミンCが流出してしまう**ので、浅漬けにして生で食べる、電子レンジで加熱する、炒め物や揚げ物に活用するのがおすすめです。

　温州みかん100g中のビタミンCが35mgですから、みかんよりもビタミンCが多く含まれているのです。

近年、「糖質」にばかり注目して、糖質の多い食品を、さも健康に悪いと決めてしまうのは良くない傾向です。「糖質」を避けることに集中するあまり、食品に含まれている他の栄養素を摂取する機会を失ってしまうからです。

かぼちゃやれんこんは、たしかに他の野菜に比べると糖質は多いですが、良いところもたくさんあります。上手に活用して、おいしく食べてくださいね。

「糖質」だけにこだわって
他の栄養素を失うのはもったいない

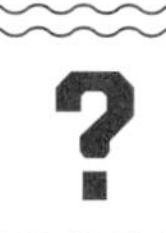

きのこはビタミンD豊富でカロリーも低いけれど、苦手で食べられない…

ビタミンDは日光浴でも生成できる

きのこは食物繊維が豊富で、骨の健康に大切なビタミンDも多く含まれています。しかし、あまり得意でない方も少なくないですね。たしかに、きのこは栄養豊富ですが、苦手なのに「健康のため」と無理してまで食べる必要はありません。きのこがだめなら、根菜や果物から食物繊維をとればいいのです。

ビタミンDは他の食品でもとれます。とくに魚介類に豊富ですので、肉類ばかりではなく**1週間のうちに複数回、魚介類のおかずを食べることで、ビタミンDを摂取**できます。

さらに、天気の良い日に、顔と手を出して日に当たると、皮膚でビタミンDを生成することができます。

日照時間や紫外線の強さには地域差があり、朝と夕方はあまり紫外線も強くないので、住んでいる地域や季節によっては、ビタミンDを生成するために長時間かかってしまいますが、日に当たると皮膚でつくれるビタミンであることも、知っておいていただくといいですね。

ビタミンDは体内で貯蔵することもできますので、摂取量が少ない日があっても、さほど心配する必要はありません。

きのこに限らず、「特定の食品を食べないと摂取できない」という栄養素はありません。ほかのもので代用すればいいのです。「食べなきゃ」とプレッシャーに感じる必要はないし、**「食べられていないから健康になれない」と思う必要もありません。**

有名人が「健康の秘訣」として、いろいろな食品や加工品を日常的に食べていることを紹介する番組や記事を見かけますが、必ずしも自分にも当てはまるとは限りませんので、あくまで参考程度にしていただくのが無難です。

たとえば、「発酵食品は体に良いから、毎日必ず梅干しを食べている」とか「なめこの味噌汁を毎日飲んでいる」といった具合です。しかし、どちらも塩分が豊富に含まれていますね。人によっては、それらの食品は健康に悪いかもしれません。

「食べた方がいい」と同じくらい、「食べない方がいい」ケースもあるということを、多くの方に知っていただきたいです。

「この食品からしかとれない」という栄養素はない。
無理せず他のもので代用OK

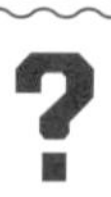

わかめやひじきなど海藻類は毎日摂取するべき?

ひじきが「鉄分の多い食品」とは言えなくなった

ひじき、わかめ、海苔……海藻は鉄分が豊富、他の栄養も多いと聞きますね。しかし、最近ひじきは「鉄の多い食品」とは言えなくなっているのをご存じでしょうか。

ひじきは、かつては「鉄鍋」で茹でられていたので、**鉄鍋の鉄がひじきに移行して鉄が豊富だった**のですが、近年はステンレス製の鍋で加工するため、鉄の含有量が大幅に低下してしまいました。

おもしろいことに、食品成分表には2種類の釜による成分値が載っています。「ほしひじき ステンレス釜 ゆで」を見ると、100g当たりの鉄は0・3mg。対して「ほし

ひじき 鉄釜 ゆで」を見ると、同量で2・7㎎と、実に9倍です。

しかし、**ひじきなどの海藻や野菜に含まれる植物性の鉄は吸収率が低い**ので、「海藻で鉄をとろう」と思ったら、山盛りいっぱいの海藻を食べないとなりません。海藻に期待する役割は、やはり「豊富な食物繊維による整腸作用」や「血糖値の急上昇を防ぐ効果」などです。

また、海藻類にはヨウ素が豊富に含まれています。ヨウ素は甲状腺ホルモンを構成する栄養素で、生殖や成長発達に重要です。

日本人は、海苔やわかめをよく食べるので、普通に食事をしている人はヨウ素の欠乏の心配は少ないのですが、世界にはヨウ素欠乏によって子どもに成長障害が生じた例もあるそうです。

海藻類はなんとなく健康に良いイメージがありますが、昆布の佃煮やもずく酢など、塩分も一緒に摂取してしまうことが多い食品です。

整腸作用を期待して、わかめサラダを大量に食べている方が、ドレッシングもたっ

ぷりとかけていたこともありました。

健康のために無理に食べる必要はありません。上手に食生活に取り入れていただきたいものです。

整腸作用は高いが、味付けで塩分多めなことも。ほどほどで

?

野菜は生や皮付きで食べるのが健康的?

多少ビタミンが溶け出ても、野菜を茹でるとカサを減らせる

先に「水溶性」について触れましたが、さらに「脂溶性」というのもあります。「脂溶性」とは、「脂(油)に溶けやすい」ということ。たとえばビタミンDは脂溶性ビタミンです。脂溶性ビタミンは、油で揚げたり炒めたりすると、より吸収率が高まります。

一方、ビタミンCは「水溶性ビタミン」で、「水に溶けやすい」栄養です。そのため、切って水にさらしたり茹でたりすると、水の中に溶け出してしまいます。調理によって栄養が減ることがあるのは事実です。

ただ、**野菜のカサが減ることで、生で食べるよりもたくさん食べられることもあります。**その結果、生で食べるよりも多くの栄養を摂取できるかもしれません。

ビタミンCに関しては、茹で汁に少量の塩を加えることで、ビタミンCの流出が比較的少なくなったというデータがあります。

さらに、ビタミンC（アスコルビン酸）は抗酸化性がありますが、茹でることで抗酸化性が高まったという報告もあり、加熱調理が必ずしも悪いとは言い切れません（抗酸化性とは、活性酸素が体内で過剰に発生するのを防いだり、活性酸素の働きを抑制する働きのこと）。

とくに、ごぼう、ピーマン、なすでその傾向が強く、加熱により野菜の細胞壁がやわらかくなり、細胞内の活性成分が溶け出しやすくなったためであるとされています。（※）

ほうれん草などの葉物には「シュウ酸」という物質が含まれています。シュウ酸は水に溶ける性質があるので、茹でこぼすことで減らすことができます。シュウ酸は尿路結石の原因になりやすく、日常的にほうれん草を生でスムージーなどにして飲んでいる方は要注意です。

このように、**調理をすることによって「体に入れたくない成分」を取り除くこともできる**ので、「生で食べることが健康的」とは限らないのです。

消化を良くするためトマトやパプリカの皮をむくことも

また、野菜や果物は、皮や皮に近い部分の方に栄養があるということはよく言われていますが、**皮をむいたものと皮付きのものの栄養量の差は微々たるもの**です。

「野菜の皮や皮に近い部分の栄養素」がどの栄養素なのかにもよりますが、たとえば、にんじんのビタミンＡ（レチノール活性当量）の食品成分を見比べてみると、皮付きより皮なしの方がビタミンＡが多いのです（それぞれ茹で１００ｇ当たり７１０㎍及び７３０㎍）。

皮付きの方が、劇的に栄養量が多いのであれば、管理栄養士としてもなるべく皮を付けたまま食べることを推奨しますが、どうもそうではなさそうです。

しっかりと咀嚼しないと皮は消化に悪いですし、加熱してもあまりやわらかくなりません。訪問栄養指導でも、咀嚼力や消化機能が低下している高齢者の食事をつくる際は、トマトやパプリカなどの野菜の皮を取り除くよう指導することがあります。

健康な人が「生ごみを減らせる」とか「食感を楽しみたい」などの理由で皮付きのまま食べるのは結構ですが、「健康のため」に皮付きのまま食べることを、ことさらにおすすめはしません。

「食べやすくする」ことで結果的にたくさんの栄養をとれることは多い

※ 山口智子「調理過程における野菜類の抗酸化性の評価に関する研究」『日本調理科学会誌 2012年45巻2号』日本調理科学会 p88-95

?

旬ではないハウスものは中身スカスカ?

露地ものとそれほど差はなくなっている

季節の旬の野菜は、ほかの時期に比べて栄養素が豊富です。また、旬の時期には市場にたくさん出回るので、価格も安くなります。

今では、通年出回っている野菜も多く、「旬」がわかりにくくなっていると思いますが、**含有される栄養素も旬の時期には、もっとも少ない時期の倍以上含まれているものもあります。**

たとえばキャベツは、もっともビタミンC含有量が多いのは2月で、69㎎/100gです。もっとも少ないのは11月で29㎎/100gとなっています。食品成分表を見

ハウス栽培によるビタミンCの比較（1つの事例）

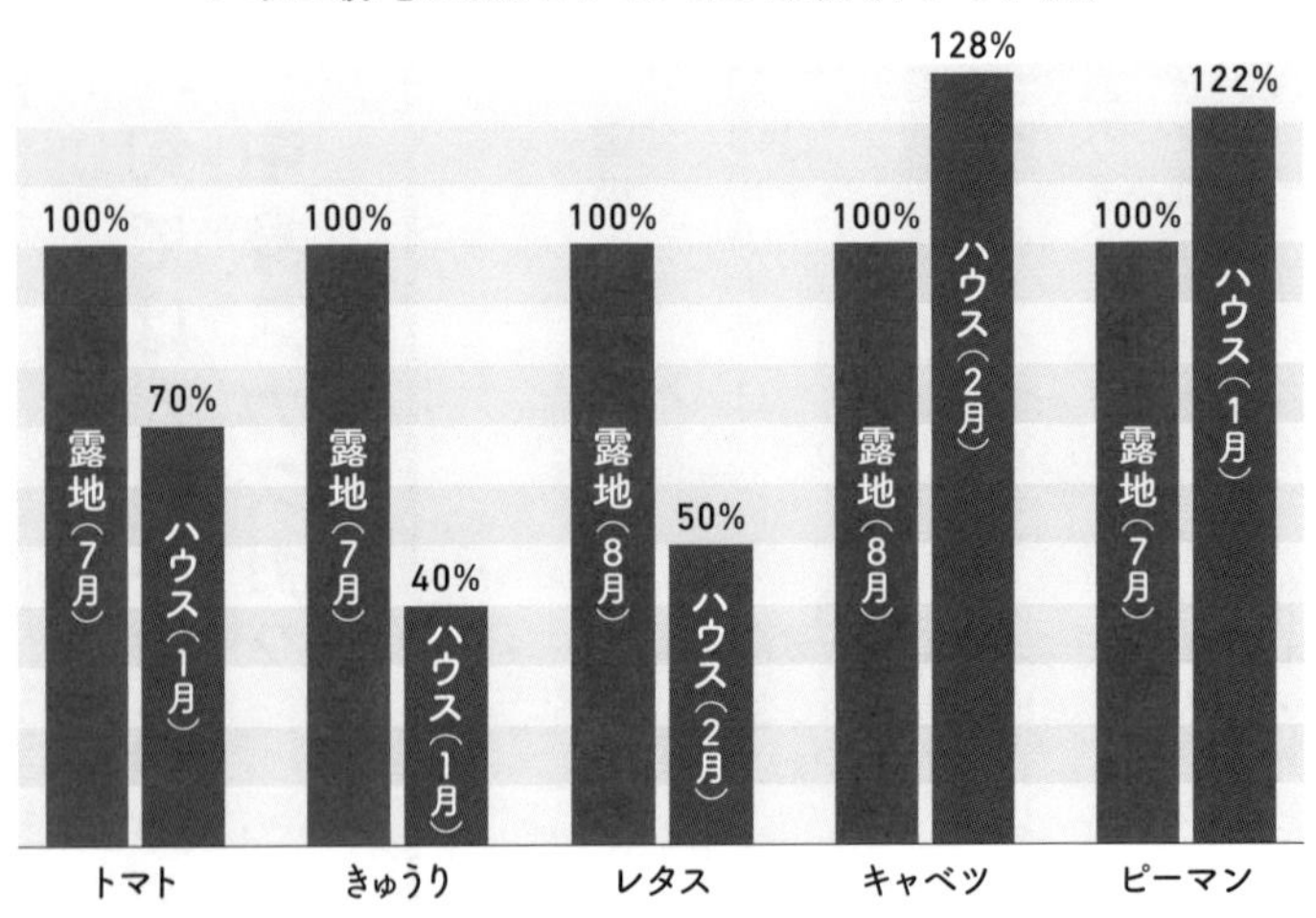

出典：吉田企世子「ハウス栽培によるビタミンCの比—1つの事例—」『調理のためのベーシックデータ第6版』女子栄養大学出版部

ると「夏採り」「冬採り」などと分けて記載されているのですが、野菜によってこんなにも差があるのかと驚きます。

トマトも旬は夏ですね。暑い日に冷やしたトマトを皮ごと丸かじりすると、とても甘くておいしいです。

7月に収穫されたトマトのカロテン含有量は528μg／100gですが、11月のトマトは241μg／100gです。こちらも倍以上の違いがあるのです。（※）

「旬でないと栄養価が落ちる」というよりは、旬だからこそ栄養価が高

いと言えます。**農業技術の発達によって、通年にわたり野菜を育てることができるようになったのは素晴らしいこと**です。

トマトのトップシーズンに比べて栄養価が低いからといって、冬のトマトを控える必要はありません。ただし、「旬の野菜の栄養価が高い」ということは意識して野菜を選んだ方がよさそうです。

また、ハウスものの野菜の場合、雨や風、気温などの天候に左右されることなく、生育環境を管理され、すくすくと育ちます。一定の品質のものを安定的に供給できるメリットがあります。

ハウス栽培も肥料などの改良によって、含有する栄養素の量は露地ものとそれほど大きな差はないとされています。

季節ごとに多種類の野菜を食べたい

ところで、みなさんは「霜降り白菜」というブランド白菜をご存じですか？　厳冬期に葉の先を紐で縛り、あえて霜にあてて白菜にストレスを与えます。白菜はこれに対抗して、自身が凍らないようにでんぷんを糖に変えます。

　このように、露地ものの野菜はさまざまなストレスに対抗するため、糖や抗酸化物質を生成しているものがあります。

「温室育ち」とは、人間にも揶揄として使われる言葉ですが、ストレスにさらされた野菜が甘くなるには理由があるのですね。季節ごとのいろいろな種類の野菜を万遍なく食べることが大切です。

「旬の野菜がとくに栄養価が高い」ということ。
冬のトマトを控える必要なし

※　児玉剛史「栄養素から見た野菜の生産性の季節変動」『農業経営研究　1999年37巻3号』農業経営学会　p1-9

市販のカット野菜や冷凍野菜は栄養が抜けている？

ビタミンなどの流出は少量。消毒液はごく薄めて使われる

市販の冷凍野菜やカット野菜はそのまま料理に使うことができ、とても便利ですね。しかし、なんとなく「栄養が抜けている」ような気がして、使うことをためらう方も多いのではないでしょうか。

こういった加工野菜の工場では衛生管理が徹底されており、カットしたあとに洗浄、消毒が行われるため、水溶性のビタミンや、カリウムなどのミネラルは一部流出してしまいます。

しかし、自宅で調理する場合でも、じゃがいもを水にさらしたり、茹でたほうれん

草を水にとって冷ましたりしますので、生で食べない限り、自炊でも多少の流出は避けられず、野菜カット工場と結果的に同じことではないでしょうか。

生で5分間水にさらした白菜のビタミンC残存率は80%、レタスは100%とのデータがあります。(※)

「水にさらすと白菜のビタミンCが2割も減った!」ととらえるか、「8割も残っているんだ!」と考えるかは人それぞれですが、自分で野菜をカットするという手間が省けるのなら、私自身は前向きにとらえる後者の立場です。

また、**消毒に使われる次亜塩素酸ナトリウムをごく薄く溶かした消毒液は、栄養素を壊す心配はなく、しっかりと細菌やウイルスを殺菌してくれる**ので、病院給食の厨房でも使われています。自宅のまな板を使ってカットするよりも、衛生的かもしれません。

冷凍の揚げなすで簡単煮びたし

野菜を洗い、皮をむき、カットして水にさらすという一連の(面倒な)工程を、工場

おすすめの下処理済み野菜

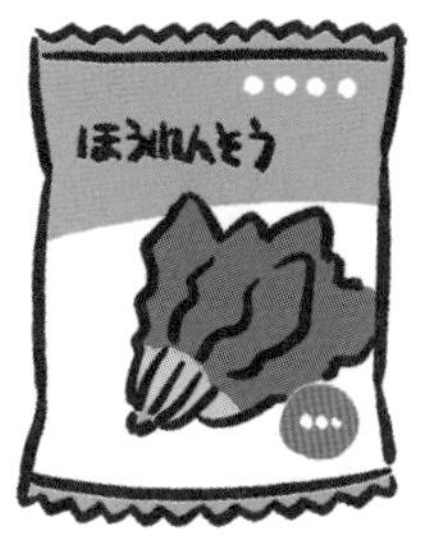

冷凍野菜

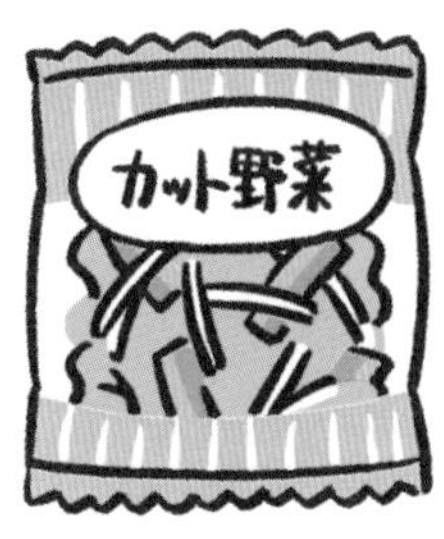

カット野菜

水煮野菜

で済ませてくれているのですから、時間がないときには便利な食材です。

わが家では時間があってもよく使います。とくに冷凍里いも、冷凍ほうれん草、カット野菜などは買い置きしています。

最近は、半調理済みのものも冷凍野菜売り場に並んでいることがあります。おすすめは「揚げなす」です。

レンジで加熱し、薄めた麺つゆに少し漬けておけば、簡単に「揚げなすの煮びたし」が完成です。

ちなみに、脂溶性ビタミン類や不溶性食物繊維は水に溶け出すことはないので、そういった栄養素に関してはしっかり摂取できますね。

ごぼうとにんじんの千切り水煮野菜を使って、さっときんぴらにしたり、筑前煮用のカット野菜にさつまあげなどを入れて麺つゆで煮たり。

水煮野菜はあらかた火が通っているので、加熱時間も短くなるため、ガスや電気を使う量も少なくて済むこともありがたいですね。

生の野菜と大きく変わらない。調理の手間が省けるのは魅力

※『調理のためのベーシックデータ第6版』女子栄養大学出版部　p90

野菜ジュースは野菜の代わりになる？

栄養素を補って成分調整しているものも

市販の野菜ジュースには、トマトジュースのように単品野菜でつくられたものや、複数の野菜でつくられた野菜100％のもの、それに野菜汁と果物果汁がそれぞれ50％ずつのものなど、さまざまな種類があります。

「なかなか野菜をとれないので、代わりに野菜ジュースをよく飲んでいます。それでいいでしょうか？」。訪問栄養指導で在宅療養中の方を訪問すると、よくこの質問をされます。

栄養をとり入れるため、お腹に穴をあける「胃ろう」から野菜ジュースを注入している人もいます。野菜不足を気にして、野菜ジュースを飲んでいる医療関係者もよく見かけます。

結論から申し上げますと、野菜ジュースは「野菜の代わり」にはなりません。その理由を、簡単に解説します。

1日の野菜の摂取量の目安は、350gとされています。野菜350gは、「量」だけでなくその「質」が大切です。レタスを350g食べたとしても、栄養的に十分ではありません。

にんじん、ほうれん草、ブロッコリーなどの緑黄色野菜と、キャベツ、レタス、玉ねぎなどの淡色野菜を約半量ずつ、これに食物繊維の豊富な根菜、海藻、きのこ類をプラスすれば、ビタミンやミネラル類、食物繊維などを万遍なくとれます。

この「野菜350g」を、すべてミキサーにかけてスムージーにすれば、「野菜そのもの」ですが、市販のジュースの中には**「野菜350gに含まれる栄養素量」に見合うように、乳酸カルシウムや塩化マグネシウムなどを添加して、栄養素を補っているものがあります。**

したがって、これらのジュースは「野菜の代わり」というより、「野菜汁入りサプリメントドリンク」と言えるでしょう。

100%にんじんジュースなら、ほぼイコールにんじんだが…

もうひとつ、市販の野菜ジュースの栄養成分表示を見て気になるのは、栄養素の含有量の幅がかなり広いことです。

ある野菜ジュースは、1本当たりのビタミンCが60～134㎎となっています。もしこれが最少量の60㎎であった場合、「野菜の代わり」にするにはやや少ないのです。

野菜には旬があります。季節によって栄養素の含有量が変わるため、ジュースの栄養成分を一定に保つことは不可能です。

もし野菜に近い栄養量を期待するのなら、トマトジュースやにんじんジュースなどの野菜100%のジュースで、砂糖や塩などを添加していないものがおすすめです。

にんじんの固形とジュースの場合の栄養量を見てみましょう。

1品の料理として食べるにんじんの量を50ｇと仮定して、にんじんジュース1缶

にんじんの栄養量

にんじん	ビタミンA μg※	ビタミンK μg	ビタミンB1 mg	ビタミンB2 mg	ビタミンB6 mg	葉酸 μg	ビタミンC mg
固形ゆで 50g	365	9	0.03	0.03	0.05	10	2
ジュース 125㎖	463	3	0.04	0.05	0.1	16	1

※レチノール活性当量

（125㎖）を比較すると、ビタミン類の含有量はだいたい同じくらいか、ややジュースが多いことがわかります。

「にんじんの栄養をとる」という意味では、にんじんジュースは「にんじんの代わり」になると考えられそうですね。

しかし、**にんじんジュースやトマトジュースだけを飲んでも、やはり栄養が偏ります。あくまで補助的に。**

また、野菜を食べるときには咀嚼します。しっかりと咀嚼することは、子どもの場合は顎の発達のために重要ですし、高齢者は口腔機能を維持して、いつまでも「食べられる口」を保つために大切です。

ごくごくと飲んでしまう野菜ジュースでは、咀嚼力の維持にはつながらないですね。

このように「食べる行動」に伴う活動が、単に栄養素を摂取するというだけでなく、人の健康に大切な役割があることも忘れてはなりません。

サプリメントに近い。
野菜そのものを食べることとは違う

?

果物は野菜の代わりになる？

食べるなら朝食や間食で

わが家では、子ども達がぎりぎりまで寝ているので、朝にあまり時間がありません。朝食には、手でつまんでパクッと食べられる果物を出しています。その代わりに、学校給食や夕食でたっぷりの野菜を食べるようにしています。

果物を野菜代わりに食べている方もいらっしゃるかもしれませんが、果物と野菜の違いを改めて見てみましょう。厚労省のホームページには、興味深い情報提供ページがあります。とてもよくまとまっているので、ご覧ください。（P97表）

厚生労働省　生活習慣病予防のための健康情報サイト　e-ヘルスネットより
『果物と野菜、どちらもビタミン・ミネフル・食物繊維の給源となりますが、実際には「果物=野菜」ではありません。すなわち「野菜の代わりに果物をとる」というのは通用しないのです。とれるビタミンやミネラル、食物繊維の種類も違いますし、果物は野菜に比べて糖質や有機酸（クエン酸・酒石酸・リンゴ酸・コハク酸）が多くなります。』

果物には、ビタミンCが多く含まれていますが、野菜のようにカロテンやビタミンB群はあまり含まれていません。

柿やスイカのように、**比較的カロテンが多い果物もありますが、ほうれん草やにんじんなどのカロテン量に見合う量を食べれば、糖分のとりすぎになってしまいます。**

ごぼうや芋類などに比べると食物繊維も少ないため、やはり「野菜の代わり」にするには栄養が不足します。

果物を「野菜の代わり」にするというよりも、朝食や間食にプラスして食べるのがおすすめです。果物からの糖質のとりすぎを防ぐためにも、**1日に食べる果物は片手**

に1杯程度（みかんなら2個、りんごなら2分の1個など）が適量でしょう。

カリウム以外のミネラル豊富な果物はある？

左の表にもあるように、果物に主に含まれているビタミンはビタミンCです。ジャムのとろみのもとになるペクチン（食物繊維）や、カリウムなども豊富です。それ以外の栄養を含んでいる「高栄養な果物」とは、どんな果物でしょうか。

まず、「エネルギーもとれる果物」の代表は「アボカド」です。100g当たり脂質が17・5gも含まれており、脂質に溶ける性質のビタミンEは3・3mgも含まれています。

成人のビタミンEの目安量が5～7mg／日ですから、**アボカド2分の1個（約100g）で1日に必要なビタミンEの半分を摂取**することができます。

次に、野菜に豊富なビタミンAが豊富な果物は、温州みかん、柿、スイカ、赤身肉のメロンなどです。ただ、こちらも食べすぎると、糖質もたっぷり摂取してしまいますので、食べすぎには注意です。

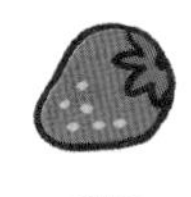
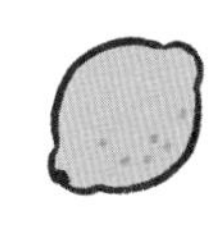
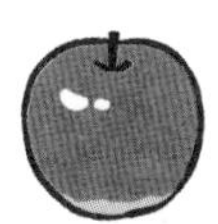
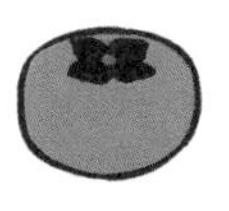

果物と野菜の栄養成分の違い

栄養成分	果物	野菜
水分	80-90%	85-95%
糖質	果糖（フルクトース） ブドウ糖（グルコース）	
食物繊維	プロトペクチン（未熟） ペクチン（適熟）	セルロース ヘミセルロース ペクチン
ビタミン	アスコルビン酸 （ビタミンC）	【緑黄色野菜】 カロテン（プロビタミンA） アスコルビン酸（C） チアミン（B_1） リボフラビン（B_2） 【葉菜類】 葉酸 トコフェロール（E）
ミネラル	カリウム	カリウム カルシウム 鉄
有機酸	クエン酸 リンゴ酸 酒石酸	

出典：厚生労働省　e-ヘルスネット

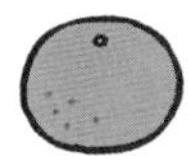

ミネラルの多い果物はないのかな？と、改めて食品成分表とにらめっこしてみましたが、**現代人に不足しがちな鉄や亜鉛を豊富に含む、メジャーな果物はありません**でした。

「おっ！　この果物は鉄が１００g当たり４㎎も含まれている！」と思って果物名を確認したところ、「くこの実（乾）」でした。くこの実を１００gも食べるのは、少々難しいですね。

ともあれ、果物からビタミンCや食物繊維、カリウム以外の栄養をたくさんとろうというのは無理があります。糖質を多く含む果物はほどほどがよさそうです。

ビタミンCは多いが、カロテンなどは少ない。糖質も多いので、あくまで補助的に

?
サプリメントを飲めば、野菜がとれなくても大丈夫?

食べ物からは人体に重要な「水分」も同時にとっている

食事で不足しているサプリメントを飲めば、野菜は必要ないのでは?という方もいらっしゃるのではないでしょうか。

ビタミンやミネラル、食物繊維も万遍なくサプリメントでとれば、栄養素の必要量を満たすことはできるかもしれません。しかし、野菜や果物からは、人間にとってもっとも大切な「水分」も同時にとっていることをお忘れなく。

通常、**三度の食事から約1~1・5ℓの水分を摂取**しているとされています。その中には野菜や果物の水分が多くを占めています。食事以外にもお茶などから水分を摂取して、1日合計2ℓもの水分が体を循環しています。

夏場や運動によって汗をかいたときには、さらに多くの水分が必要となります。

もし、**サプリメントを野菜代わりとして摂取するなら、同時に水分もたっぷりと摂取する必要**があります。

たとえば、スイカ8分の1カットは約1ℓもの水分を含んでいます。一度にスイカを8分の1食べるのはさほど苦ではないですが、1ℓの水を飲むのはつらいのではないでしょうか。

暑い夏の日、外で遊んでたくさん汗をかいたあと、縁側で冷えたスイカに塩をふって食べるのは、「経口補水液」ならぬ「経口補水果物」の役割も担っているといってもいいでしょう。

管理栄養士流・サプリメントの利用法

また、バランスの良い食生活と同じだけの栄養素をとろうと思うと、たくさんのサプリメントを摂取する必要があります。

サプリメントは上手に使って

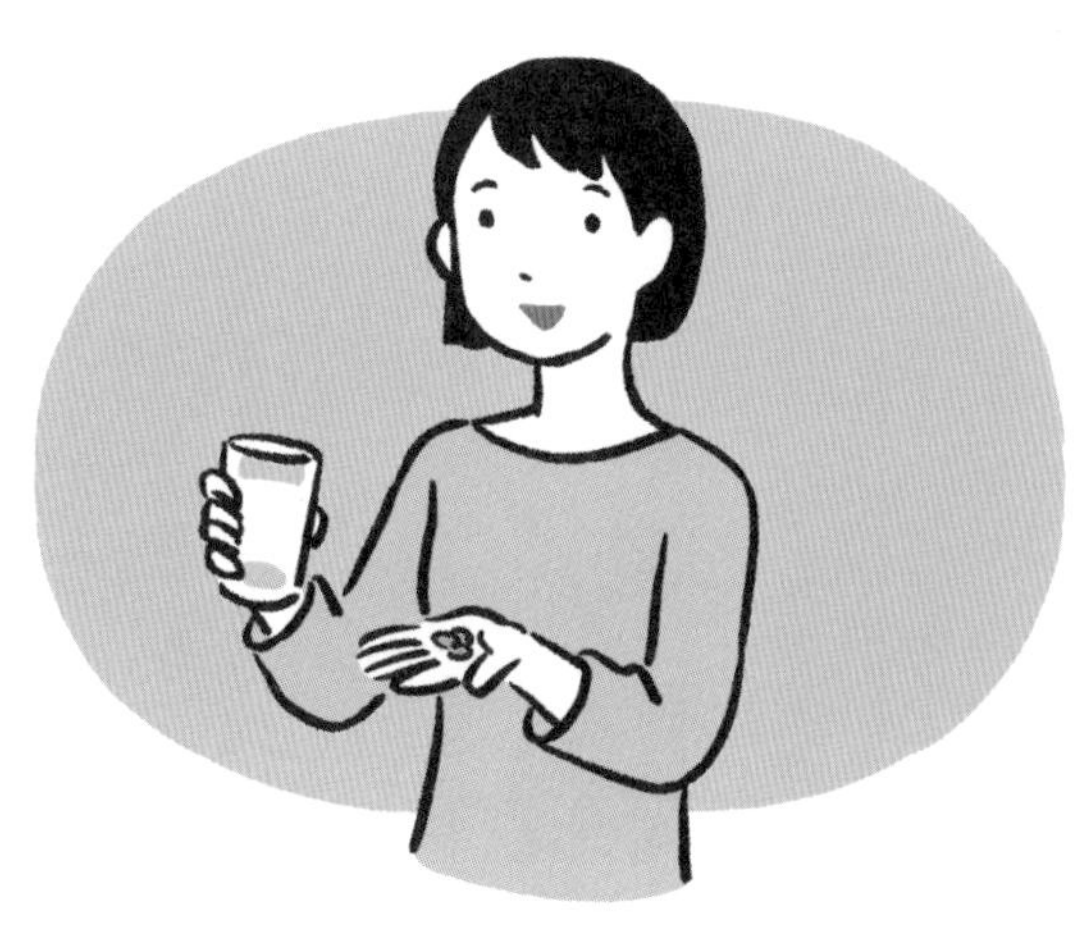

ビタミンやミネラルには、とりすぎることで健康被害が生じる栄養素があり、「日本人の食事摂取基準」には毎日摂取しても健康被害が生じない量「許容上限摂取量」が示されています。

食事に含まれる栄養素を考慮しながら、過剰症が生じないように計算してサプリメントの摂取量を管理するのは、大変なことです。

サプリメントは、その名の通り「栄養補助」食品として活用し、食生活が乱れがちで野菜や果物がいつもより少ないな、と感じたときに飲むくらいの方が安心です。

私の場合、たとえば昼食にコンビニ

で買ったおにぎりと唐揚げしか食べられなかったとき、野菜が不足しているので、**「マルチビタミン&ミネラル」の半日分にあたる量**を飲んで、ビタミンやミネラルを補っています。

「今日はたんぱく源の食品が少ないな」と思ったときには、たんぱく質が強化された飲むヨーグルトを間食で飲んだり。

また、ある高齢者を対象とした調査では、ゆっくり食べる人よりも早食いの人の方が、メタボリックシンドロームの人が多かったという報告もあります。(※)

「しっかり噛んでゆっくり食べる」ということに、サプリメントでは得られない健康効果があるのではないでしょうか。

多種類を飲む必要が出てくる。「ちょっと野菜が足りないな」というとき使うといい

※ 厚生労働科学研究費（循環器疾患・糖尿病等生活習慣病対策総合研究事業）特定健康診査および特定保健指導における問診項目の妥当性検証と新たな問診項目の開発研究　令和3年度 分担研究報告書
研究分担者 三浦宏子 水谷博幸『咀嚼と肥満に関する系統的レビュー』

第3章

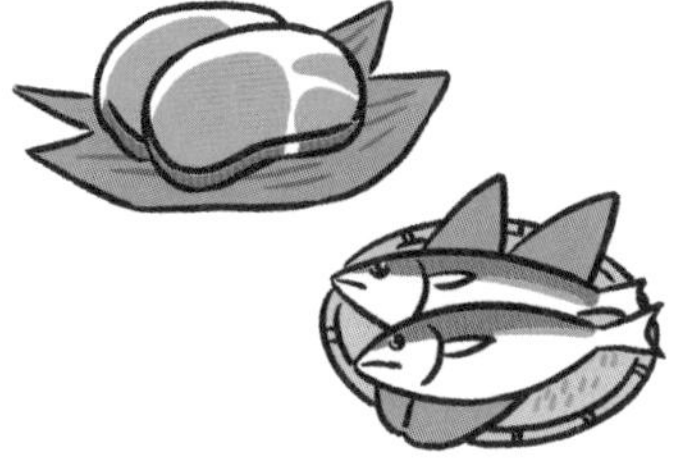

肉・魚の大誤解

なぜ、肉や魚をとる必要がある？

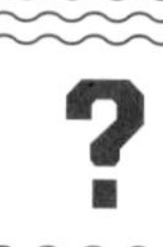

体をつくる元である、たんぱく質と脂質

肉や魚の主成分であるたんぱく質。たんぱく質は体を構成する細胞の材料になることはよくご存じだと思いますが、生理機能を調節する「ホルモン」や「酵素」などの材料にもなります。

たんぱく質が不足すると、筋力の低下や肌荒れ、傷が治りにくい、感染症に対する抵抗力が低下することもあります。高齢になればなるほど、たんぱく質の摂取が重要になります。

今はたんぱく質の重要性が広まり、意識してとっている方も多くなっています。た

たんぱく源である肉や魚

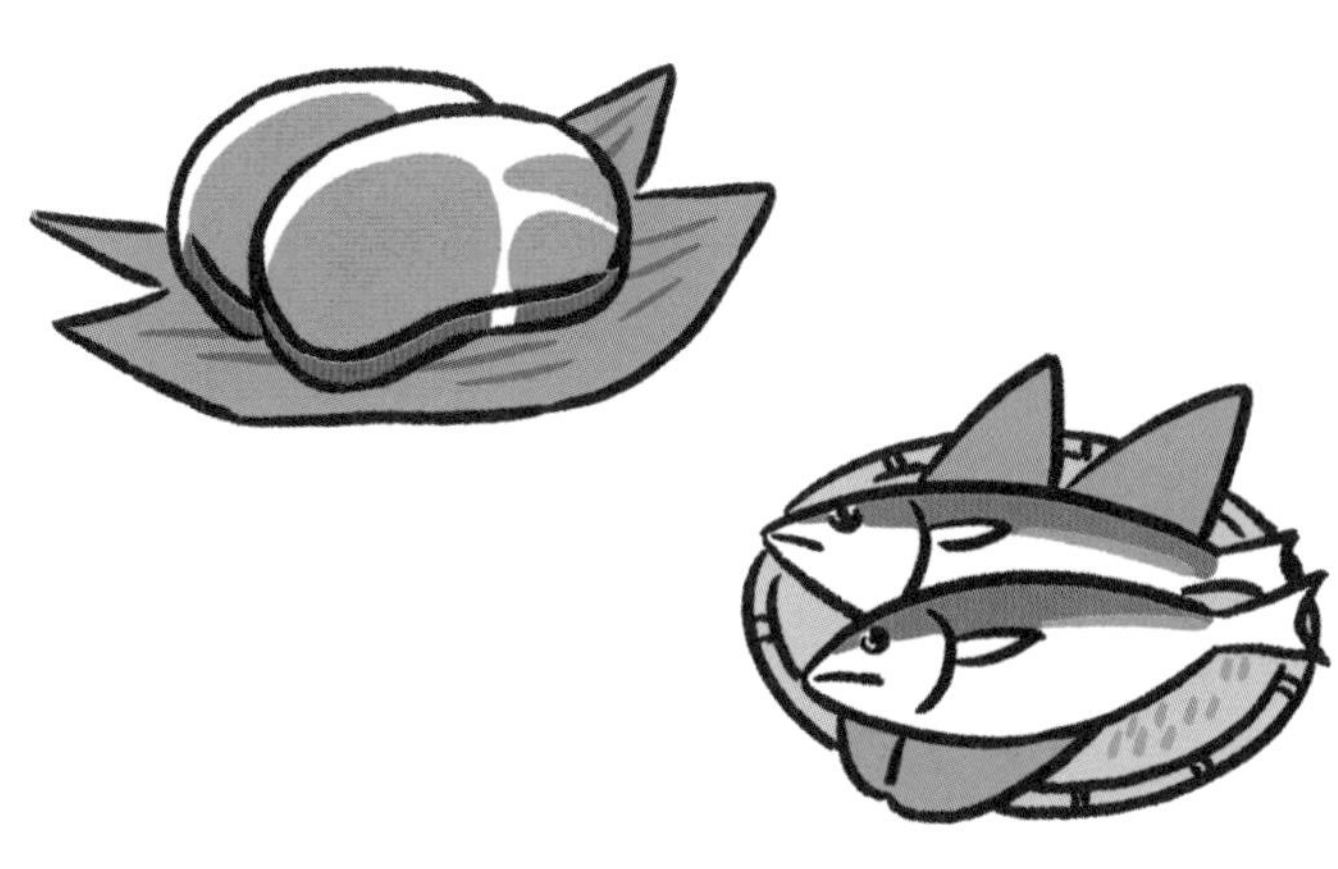

だし、肉や魚には脂質（脂肪）も多く含まれます。たんぱく質が大切だからととりすぎれば、脂質のとりすぎにもなります。

とはいえ、脂質自体は体にとって大事な栄養素です。健康に悪いイメージが先行して、**なにかと悪者扱いされがちですが、脂質摂取は欠かすことができません**。

細胞膜を構成する「リン脂質」という生体内分子になるので、脂質が不足すると皮膚の潤いを保つことが難しくなり、皮膚がカサカサに乾燥します。

また、ビタミンAやDなどの脂溶性

ビタミンの吸収を助けます。

脂質は消化によって、さまざまな種類の脂肪酸に分解されますが、脂肪酸はエネルギー源にもなります。一時的に飢餓状態に陥っても、体内に体脂肪の貯えがあれば、それを分解して利用することができるのです。

エスキモーの人々は野菜を食べないのに生活習慣病が少ない

そして、肉や魚にはビタミンやミネラルも含まれています。

エスキモー（イヌイット）の人々が、主にアザラシやセイウチなどの海獣や魚介類を食べ、野菜をとらないのに生活習慣病にかかることが少ないのをご存じでしょうか。

脂質の摂取量も多いため、心筋梗塞や脳卒中などの循環器系の病気も多いのではと思われていましたが、調査の結果、そういった病気を発症する人が少ないことがわかりました。調理に血を使うこともあるそうで、**肉や魚からビタミンやミネラルを摂取**しているのですね。

ただし、極寒の地で十分なエネルギーを必要とするため、日本人がエスキモーと同じような食事をしても問題ないとは言い切れませんので、日本人には日本人に合った食文化を大切にしたいものですね。

たんぱく質、脂質だけじゃない。ビタミン、ミネラル源でもある

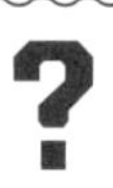

鶏ムネ肉やササミは脂質が少なく最強？

たんぱく質量は他の肉とさほど変わらない

「鶏モモ肉は脂肪分が多いから、ムネ肉やササミの方がヘルシーなのでは？」と聞かれることがあります。

モモ肉の皮をカリッと焼くと、とてもおいしいですし、ムネ肉よりも肉質がしっとりしていますね。ムネ肉は加熱しすぎるとパサパサするので、しっとりと調理するのは難しい。

金額的に、ムネ肉は安くて家計に優しいですよね。筋トレをしている方は、「肉類は鶏ムネ肉しか食べません」などとおっしゃる方も少なくありません。なぜこんなに「鶏

肉各種の栄養比較

100g当たり	エネルギー kcal	たんぱく質 g	脂質 g	鉄 mg	亜鉛 mg	銅 mg
鶏モモ皮つき	190	17	13.5	0.6	1.6	0.04
鶏ムネ皮つき	133	17.3	5.5	0.3	0.6	0.03
鶏ササミ	98	19.7	0.5	0.3	0.6	0.03
和牛ヒレ	207	16.6	13.8	2.5	4.2	0.09
豚ヒレ	118	18.5	3.3	0.9	2.2	0.07
羊肉ロース脂つき	287	13.6	23.2	1.2	2.6	0.08

ムネ肉は健康に良い説」が広まってしまったのでしょうか。

鶏ムネ肉とササミ肉、そして赤身肉の代表選手、牛ヒレ肉と豚ヒレ肉、ラム肉の栄養量を比較してみましょう。

鶏ムネ肉とササミは他の肉類に比べて、エネルギー量や脂質が低いことがわかります。ムネ肉は皮をとれば、さらに脂質の量が少なくなりますね。

しかし、鉄や亜鉛、銅を見てみると、含有量が少ないのがわかります。

これらの微量ミネラルは、普通に食べていても不足しがちな栄養素で、管理栄養士が病院給食などの献立を立てる際にも、鉄や亜鉛を充足するために食材の組み合わせには頭を悩まされるのです。

ダイエットをしている方も、安易に肉類を控えることで貧血に陥っている方がいらっしゃいます。

「エネルギー」や「脂質」の面だけを見れば、鶏ムネ肉は健康に良いという主張もわかりますが、**「貧血予防」という側面から見れば、必ずしも「鶏ムネ肉はヘルシー」とは言い切れない**のがわかります。

また、鶏肉は皮部分に脂質が多く含まれるので、鶏モモ肉の皮を取り除いて食べると、かなり脂質をカットすることができます。皮なしモモ肉とムネ肉を比較すると、モモ肉の方が亜鉛などのミネラルが豊富です。ムネ肉やササミばかりではなく、いろいろな肉のいろいろな部位を食べることが大切です。

鉄や亜鉛が他の肉より少ない。
皮をとれば鶏モモ肉の方が健康的と言える

?

鉄分摂取にレバーを積極的に食べた方がいい?

毎日食べたら脂質異常症に?

「レバーは鉄分など栄養豊富で、食べた方がいいと聞くけれど、調理が難しいし、味もあまり好きではない……」という声を聞きます。先ほど貧血の話題もありましたが、貧血を予防するためにも、無理してでも食べた方がいいのでしょうか。

たしかに**レバーには鉄や亜鉛が豊富です。一方で脂肪も豊富**ですので、毎日食べていると鉄は充足するかもしれませんが、脂質異常症になるかもしれません。「最近、鉄の多い食品を食べていないな」と感じたとき、たまに食べる程度でいいと思います。

また、あまり知られていませんが、レバーにはビタミンAが桁違いに多く含まれています。**ビタミンA自体は重要な栄養ですが、脂に溶けるビタミンのため、どんどん体に蓄えられてしまうと健康被害が生じます**（ビタミンA過剰症）。

したがって、ビタミンAには「許容上限量」という、毎日食べられる上限量の目安が設定されているのです。成人のビタミンA許容上限量は、2700㎍RAE（レチノール活性当量／日）です。鶏レバーに含まれるビタミンAは、14000㎍RAE／100g中です。

焼き鳥ひと串が20g程度として、100gの5分の1量でレバー串に含まれるビタミンAは2800㎍ですね。野菜や果物にもビタミンAは含まれているので、焼き鳥ひと串程度であっても、毎日レバーをとるのはビタミンAの過剰になってしまいます。

ビタミンAの過剰摂取の弊害

とくに注意が必要なのは妊婦さんです。ビタミンAの過剰摂取による胎児奇形が報告されています。しかし、妊婦さんは貧血になりやすく、妊婦健診で貧血を指摘され「鉄分の多い食品を食べなければ」と焦ってしまう方もいらっしゃいます。

そんなとき、安易に「レバーを毎日食べよう」とすすめることのないよう、注意が必要です。

産婦人科で管理栄養士による栄養指導を受けている場合は注意喚起がなされますが、一般の方が断片的な知識で食事をすすめると、思いもよらない悪影響が出ることがありますので、お気をつけください。

このように、「(鉄や亜鉛が豊富で)栄養がある」と言われる食材も、一方で脂肪を多く含んでいて、食べすぎれば脂肪過多になるなど、一長一短なのです。**100%良いところだけの食材はない**のですね。

焼き鳥ひと串分でも許容量以上のビタミンAが。
脂質も多く、時々食べる程度で十分

?

安価な輸入肉より、やっぱり国産肉が安心安全？

食中毒を防ぐための食品加工システム「HACCP」

海外産より国産の食品の方が、なんとなく安心安全のように感じる方はいらっしゃるのではないでしょうか。

しかし、近年は国産の加工品でも集団食中毒が発生した事件もありますし、国産だから安全とは必ずしも言い切れません。輸入食肉は、日本の厳格な食品輸入基準を満たしています。**輸入食肉だからといって、基準がゆるいということはありません。**

スーパーに並んでいる食肉は、国産も輸入品もすべて同じ基準をクリアしたものしか売られていません。私も安価なブラジル産の肉を使うことがあります。

日本の輸入食肉は、2020年6月から「HACCP」（ハサップ）に基づいた食肉加工を行う国及び施設で加工された食肉しか輸入できなくなりました。

「食品衛生上の危害の発生を防止するために特に重要な工程を管理するための措置（以下「HACCPに基づく衛生管理」という。）が講じられている国若しくは地域又は施設において製造等された食肉等でなければ輸入してはならない」（厚生労働省ホームページより）

HACCP（Hazard Analysis and Critical Control Point）とは、食中毒を防ぐための「食品加工システム」のことです。

たとえば、高温で焼き上げた料理は、菌やウイルスが死滅している状態ですね。それを無菌環境の中でパッキングすれば、その食品には菌やウイルスが混入しません。

缶詰は詰めたあとに高熱殺菌しますが、加熱後は缶詰まるごと殺菌されているから、常温保存でも長く保管することができ、缶を開けたら安心してそのまま食べることができますね。

成長ホルモンなどの薬剤も使用量が決められている

調理の過程で幾重にも食品衛生上のチェックを組み込むことで、安全な加工品をつくることができます。食肉工場でも同じ考え方で加工すれば、出来上がったものは安全です。

病院給食の厨房でも、ＨＡＣＣＰの考え方に基づく厨房設計がされています。購入した食材を受け入れ、保管する場所（検品室）は菌などの汚染リスクが、もっとも高い場所です。そこから下処理室、調理室、盛り付け室、配膳室と分かれており、盛り付け室と下処理室の調理器具は分けられています。

調理を終えた料理は清潔な環境で器に盛られ、患者さんのもとへ運ばれるのです。ＨＡＣＣＰは、もとは「宇宙飛行士の食事」をつくるために開発されたシステムです。宇宙で料理をして食中毒になったら大変なことになりますから、「そもそも食中毒の心配のない加工食品を宇宙に持っていこう」と考えたわけですね。

日本への輸出用の肉は、「成長ホルモンが多量に使われている」などと不安を煽る人もいますが、これらの薬剤も人体への影響を考慮して、健康被害が生じないための使用量が決められています。

輸入肉のすべてを調べることはできませんが、**検疫所では定期的に抜き取り検査をして、規定が守られているか調べています。**

日本の食品輸入基準は厳格。
スーパーに並んでいるものなら心配ない

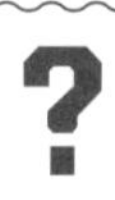

豚肉はビタミンB群が豊富と聞くが、どの部位でも同じ？

赤身の筋肉質の部分にある

豚肉にはビタミンB群が豊富であることは知られていますが、牛肉にも羊肉にもビタミンB群は含まれています。

よく料理番組では「夏バテに豚肉料理」と言って、豚肉の冷しゃぶをすすめているのを見ますが、**夏バテはビタミンB群だけとればいいというものではありません**し、もしそのだるさの原因が熱中症であれば、豚肉を食べている場合ではありません。経口補水液をしっかりとる方が大事です。

豚肉は比較的安価で薄切り肉からひき肉まで、いろいろな料理に使いやすいですね。

部位によって栄養素の含有量がどれほど違うものなのか、ご存じですか？

肉類に共通する特徴ですが、脂身の部分と赤身の筋肉質の部分における栄養成分の違いは、**赤身のたんぱく質含有量が高く、脂質が少ない**ことがあります。

豚肉で、もっとも高たんぱく・低脂質の部位はヒレ肉です。その次に高たんぱくなのはモモ肉。見た通り、赤身が多く脂身が少ない部位であることがわかりますね。

また、水溶性ビタミンであるビタミンB群は、脂身の中にはありません。ラードのビタミンは、脂溶性ビタミンであるビタミンDやKが、わずかに含まれているだけです。

したがって、エネルギーを抑えつつ、ビタミンやミネラルをしっかりとりたい場合は、赤身の部位を使った方がいいでしょう。

重曹液に漬けておくと赤身肉もやわらかくなる

しかし、赤身肉は加熱すると肉が締まって固くなり、調理法によってはパサつきます。咀嚼力が低下している高齢の方には食べにくいので、圧力鍋を活用して煮込みにしたり、あらかじめ重曹水に漬けておいたりすると、やわらかくなります。

水100ccに重曹4g（小さじ1強）、塩小さじ3分の1を溶かした重曹水に、そぎ切りにした肉100gを6時間以上漬けておくことで、**肉の繊維が軟化**します（薄切り肉を使うと、肉がやわらかくなりすぎて、もろくなるので、おすすめしません）。

使う前に、軽く流水で重曹水を流し、キッチンペーパーで水分を拭きとってから調理します。

水溶性であるビタミンB群は脂身の中にはない。
ヒレ肉やモモ肉がおすすめ

牛肉は高いし、固くなりがちで調理が難しい…

鉄や亜鉛などのミネラルが豊富、定期的にとりたい

いろいろな種類の肉や魚からたんぱく質をとりたいけれど、牛肉は比較的金額が高いので日常使いするのは家計の負担になる方もいらっしゃるでしょう。つい価格の良心的な鶏肉や豚肉に偏ってしまうのもよくわかります。

牛肉は鉄や亜鉛などのミネラルが豊富なので、定期的に摂取したい食品。価格が高くて手が出ないなら、ひき肉やこまぎれ肉、輸入牛肉を利用するのがおすすめです。最近は「**赤身肉**」**のひき肉**を販売しているスーパーもありますから、牛肉の脂が気になる場合は、赤身肉を選ぶといいですね。

切り落としの牛肉は甘辛く味付けをして、茹でたほうれん草やもやしと一緒にご飯の上に盛り付けると、ビビンバ風で簡単です。**こまぎれ肉は薄く片栗粉をまぶしてから調理すると、肉の中のうまみや水分が逃げず、やわらかく仕上がります。**

ごま油を熱したフライパンで、牛ひき肉をカット野菜と一緒に炒めたら、「焼き肉のたれ」をじゅわっとかけて炒め合わせるだけで、立派なおかずになります。

また、缶詰のコンビーフも便利です。市販のポテトサラダに混ぜれば、たんぱく質がとれます。一人暮らしの方は必要な分だけ使って、残りは翌朝のパンにはさんでサンドイッチにしてもいいですね。

オーストラリアなどの輸入牛肉を使ったローストビーフは、比較的安価で手に入りますし、「生の牛肉を料理しなくちゃ」と思うと金銭的にも負担感がありますが、加工品を上手に日々の食卓にプラスするなら簡単です。

飽和脂肪酸の多い脂身のとりすぎに注意

また、牛肉の脂身には飽和脂肪酸が多く含まれています。飽和脂肪酸は常温では固体なので、「ラード」や「牛脂」は白い塊なんですね。この脂はとりすぎると、脂質異常症の原因になります。焼肉屋さんで、ついついカルビばかり注文してしまう方は要注意。

脂が多い肉類を食べるときは、野菜や海藻、きのこなどをたっぷり摂取すること、少量でもかなりのエネルギー量になることを忘れないで、とりすぎには気をつけてください。

ひき肉がお手頃。野菜炒めにいい。
缶詰のコンビーフも便利

ハムやソーセージ、ベーコンなどの加工肉は添加物が多く、体に良くない？

食品メーカーは添加物の安全な基準を順守している

日頃、栄養指導をしていると、添加物に対して健康に悪いというイメージが世間一般に浸透していることを実感します。

「無添加」であることがあたかも「健康に良い商品」であるような宣伝もよく見受けられます。しかし、**無添加の食品には、条件によってはすぐにカビが生えてしまうなど、菌の増殖が抑制できず食中毒の原因になることもあります。**

添加物は、「毎日一生とっても問題のない量」が決められ、食品メーカーはこれらの基準を順守しています。

加工肉の添加物は安全な量しか入っていない

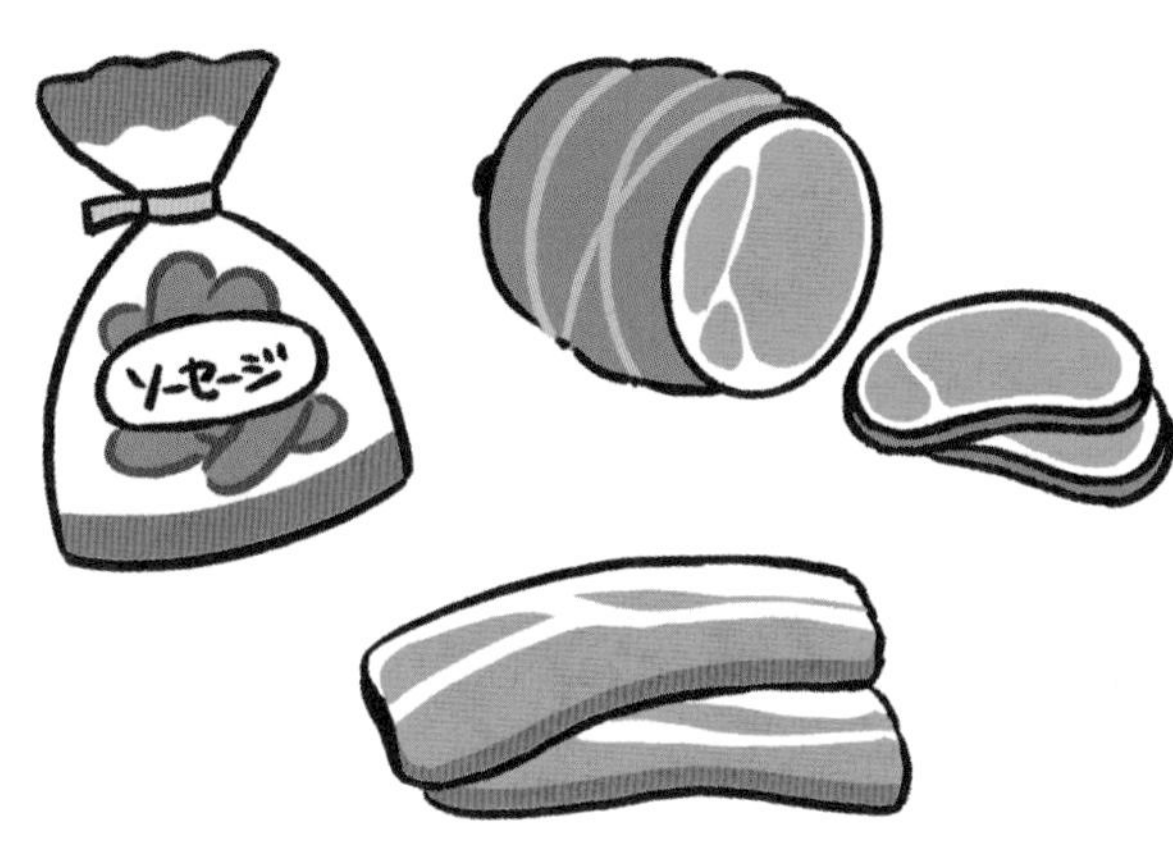

薬品が食品添加物として認められるためには、さまざまな試験が行われます。

まずは動物を使って、毒性試験（亜急性、慢性、1年間反復投与）、発がん性、生殖毒性、遺伝毒性などの検査を行います。

そのうえで、1日摂取許容量（ADI）が設定され、ADIを超えない基準をつくっています（※1）。

ハムやソーセージ、ベーコンなどの加工肉はまるで「薬漬け」のイメージを持っている方もいるかもしれませんが、使用される添加物はADIよりもさらに少ない量です。

「薬漬け」のイメージからは程遠い

厚労省では、「マーケットバスケット方式」による定期的な食品添加物の摂取量を調査しています（※2）。

マーケットバスケット方式とは、一定の食生活を送るために必要な食品の量を個別に決めて（たとえば、ご飯は150g×3回、ハムは3枚などといった具合です）、それらの食品に含まれる添加物の量を合算し、平均的な食事をとった場合に摂取する添加物の量を推定するというものです。

その報告書によると、酸化防止剤ではαトコフェノールの摂取量がもっとも高く、ADIの2％であったとされています。2％です。「添加物で薬漬けにされる」というイメージには程遠い数字ですよね。

その他の添加物も、ADIより大幅に少ない摂取量でした。安心して加工品を食べていただければと思います。

でも、ハムやソーセージを毎日何kgも食べてしまう場合は、気をつけないとですね。

そんなに食べてしまったら、添加物による健康被害よりも前に、別の病気になりそうですが……。

毎日何kgも食べない限り、添加物の量は微々たるもの

※1　厚生労働省「食品添加物　よくある質問（消費者向け）」
https://www.mhlw.go.jp/stf/seisakunitsuite/bunya/kenkou_iryou/shokuhin/syokuten/qa_shohisya.html
※2　厚生労働省「令和3年度マーケットバスケット方式による酸化防止剤、防かび剤等の摂取量調査の結果について」
https://www.mhlw.go.jp/content/001071931.pdf

魚はあまり食べない。肉ばかりではだめ？

魚は不飽和脂肪酸が多い

日本は海に囲まれているので、昔から魚を食べる豊かな文化があります。しかし、魚介類の消費量は若い世代を中心に減少しています。

令和元年の国民栄養・健康調査によると、20歳から39歳までの1日当たりの魚介類摂取量の平均値は約50gですが、65歳から74歳までの平均値は85gと、35gもの差があります。やはり、若い人は魚より肉を食べる傾向があるのですね。(※)

若い世代からは、「魚をどう調理していいのかわからない。焼き魚以外のレパートリ

肉の種類による脂肪酸の違い

100g当たり	脂肪酸総量 g	飽和脂肪酸 g	不飽和脂肪酸 g
鶏モモ	17.45	5.67	11.78
豚バラ	33.36	14.60	18.76
牛肩ロース	33.41	12.19	21.22
サバ	12.27	4.57	7.70
タラ	0.14	0.03	0.11
普通牛乳	3.32	2.33	0.99
鶏卵	8.87	3.12	5.75

ーがない」という声が聞かれます。たしかに、豚こまぎれ肉などは炒めたり豚汁にしてみたり、いろいろな料理が思いつきますが、魚料理をつくるときには少しかまえてしまうかもしれませんね。

なぜ、肉だけでなく魚も食べる必要があるのでしょうか。**肉も魚も同じたんぱく源の食品ですが、両者のもっとも大きな違いは、含まれる「脂肪の質」**です。

「脂肪に質なんてあるの？」と思う方もいらっしゃるかもしれませんが、脂質には「飽和脂肪酸」と「不飽和脂肪酸」があります。脂肪酸は、炭素が何個もつながった構造をしています。炭素と炭素の間に「二重結合」があるものを不飽和脂肪酸と呼び、二重結合がないものを飽和脂肪酸と呼びます。

「あぶらの質」を語るときには、その食品に多く含まれる脂肪酸がどちらに分類されるのかが大きなポイントになります。どちらの脂肪酸も健康のために必要な栄養素ですが、**飽和脂肪酸をとりすぎると、脂質異常症や循環器系の疾患にかかるリスクが高くなる**ことがわかっています。

加工品を上手に使いたいが、干物は塩分注意

肉や乳製品などの動物性脂肪には飽和脂肪酸が多く、魚介類には不飽和脂肪酸が多いので、**肉ばかりではなく魚も食べると、バランス良くどちらの脂肪酸も摂取できる**のです。

魚は刺し身で食べることがもっとも簡単ですが、日もちしませんし、衛生にも気をつかいます。魚を簡単に食生活に取り入れるには、加工品を活用するのがおすすめです。

缶詰はもちろんのこと、近年はレトルト品や冷凍食品で調理済みの魚が売っています。たとえば、**温めた「サバのおろし煮」を器に移し、煮汁の中に冷凍野菜をひたして電子レンジで追加加熱すれば、簡単に魚と野菜を摂取することができます。**

注意していただきたいのは、加工された魚介類は便利ですが、干物は塩分が多いのでほどほどに。干物を食べるときは塩分の多い味噌汁や漬物は控える方が無難です。

肉に多い飽和脂肪酸のとりすぎを避けたい。
魚は缶詰や冷凍の切り身が使い勝手良し

※　厚生労働省「令和元年国民栄養・健康調査」（第1部　栄養素等摂取状況調査の結果）
https://www.mhlw.go.jp/content/000711006.pdf

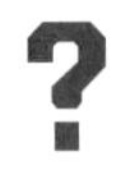

エビやイカ、貝なども魚と同等に考えていい？

脂ののったカツオやサンマは脂質が多い

魚介類にはさまざまな種類があります。魚類だけでなく、エビやカニ、イカやタコ、貝類にホヤやナマコなど、日本には季節ごとに豊富な魚介類が市場に出回ります。では、栄養学的に何が違うのでしょう。同じ量なら、魚をエビに変えても栄養量は変わらないのでしょうか。

スーパーでよく売られている魚介類の栄養成分を見てみましょう。カツオ（秋獲れ）、マダラ、ブラックタイガー（エビ）、ケンサキイカ、牡蠣（かき）、アサリです。

魚貝類の栄養成分

100g当たり	エネルギー kcal	たんぱく質 g	脂質 g	鉄 mg	亜鉛 mg
カツオ（秋獲れ）	150	20.5	4.9	1.9	0.9
マダラ	72	14.2	0.1	0.2	0.5
ブラックタイガー（エビ）	77	15.2	0.1	0.2	1.4
ケンサキイカ	77	12.7	0.4	0.1	1.3
牡蠣	58	4.9	1.3	2.1	14.0
アサリ	27	4.6	0.1	3.8	1.0

秋獲れのカツオは「戻り鰹」と呼び、脂がのっているのが特徴ですね。

私が住む宮城県の、気仙沼市の特産で、現地では旬の時期にカツオが水揚げされると、町中に知れ渡ります。

初めて気仙沼の生カツオをいただいたときには、そのおいしさに感動しました。

さて、表を見ていただくとわかるように、脂ののった魚は断トツに脂質の含有量が高いですね。したがって、エネルギー量も高いです。

しかし、たんぱく質の含有量や鉄、亜鉛などのミネラルも豊富なので、「少量でも栄養価の高い食材」と言えます。

「魚は健康に良いから」といって、カツオやサンマをたくさん食べれば、エネルギーのとりすぎになりますね。小食で一度にたくさんの量を食べられない方に、おすすめの食材です。

エビやイカ、貝は脂質がとても少ない

白身魚、エビやイカは、脂質の含有量がとても少ないことがわかります。赤身の魚に比べると鉄は少ないですが、亜鉛が豊富に含まれていますね。表にはありませんが、**エビやカニには微量ミネラルの銅も豊富**です。ダイエット中で、エネルギーを抑えたい方にはおすすめの食材。

貝類は、魚の代わりにするには、ややたんぱく質が少ないです。しかし、鉄や亜鉛は豊富です。たんぱく源というよりは、「ミネラル源」の役割が大きいと言えるでしょう。

どんな食材も、一長一短があります。特定の食品のみに偏って食べることで、ある栄養素はたくさんとれるかもしれませんが、別の栄養素は不足してしまいます。

魚介類でも、いろいろな種類を万遍なく食べることで、摂取栄養素の偏りも防ぐことができますね。

エビやイカはダイエットに最適。
貝はたんぱく質が少なめだが、亜鉛などミネラル源に

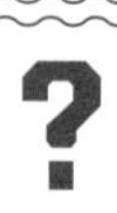

白身魚はDHA豊富な青魚より栄養価が低い？

青魚はイワシやアジ、サバなど背の青い赤身魚

近年、魚と言えばDHAやEPAと記憶している方が多いのではないでしょうか。これらの栄養素は不飽和脂肪酸に該当します。魚の油からDHAやEPAを抽出したサプリメントも世に出回っています。近年は、これらの成分を摂取することで循環器系の疾患予防や認知機能低下予防を謳う健康食品もありますが、それらの効果は科学的に証明されていません。

DHAやEPAを単独で摂取するというよりも、食生活の中でとりすぎている飽和脂肪酸を不飽和飽和脂肪酸に置き換えることで、循環器系疾患の予防効果が期待され

ています。

つまり、飽和脂肪酸の多い肉類を減らして、不飽和脂肪酸の多い魚をとることで、食事に占める「脂肪酸の質」を置き換えることが大切なのです。

さて、魚には赤身魚と白身魚がありますね。

余談ですが、**サケは白身魚**だということをご存じですか。赤身魚は、身の中にミオグロビンという鉄を含む成分がたくさんある魚のことです。

ミオグロビンには、酸素を筋肉に貯蔵する大切な役割があります。サケのオレンジ色はミオグロビンではなく、「アスタキサンチン」というエビやカニなどと同じ「色素成分」なので、サケは赤身魚に分類されません。

また、よく言われる「青魚」は成分上の分類ではなく、赤身魚のうち、背が青い魚の総称です。イワシ、アジ、サンマ、サバ、マグロなどですね。

タラやタイ、サケなどの白身魚は脂質が少ない

赤身魚にはヒスチジンというアミノ酸が多く含まれており、うま味やコクがありま

す。白身魚より味がしっかりしているのは、このアミノ酸が多く含まれているからなのですね。

しかし、このアミノ酸が細菌に分解されると「ヒスタミン」に変化します。ヒスタミンは「ヒスタミン中毒」というアレルギー症状を引き起こすことがあります。

青魚はとくに鮮度管理が重要です。赤身魚の刺し身を買ったときには、しっかり保冷して持ち帰り、なるべく早く冷蔵庫に保存してください。ヒスタミンは加熱しても壊れないので、「生成させない」ことが大切です。

白身魚はタラやタイ、スズキ、カレイ、そしてサケなどです。脂質が少なく、エネルギーを控えたい方にはおすすめですが、ミオグロビンが少ないので、赤身魚に比べて鉄などのミネラルの含有量が少ないことがわかります。

けれども、**脂質が少ないので消化に優しく、アレルギーのリスクも少ないため、赤ちゃんの離乳食に使うことも多い**ですね。胃腸の調子が悪いときには、ほぐした白身魚のおじやなどにすると胃腸への負担が少ないです。

最近は、骨をとってある冷凍の切り身魚をよく見かけるようになりました。業務スーパーなどに行くと、まとまった数の魚の切り身が安く手に入ります。冷凍庫に余裕があるなら、こういった商品をまとめてストックしておくのも便利です。

白身魚は淡泊で消化に優しい。
良質なたんぱく源であることに代わりはない

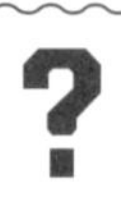

さつまあげ、ちくわなどの練り物は魚の代わりになる？

たんぱく質をとれるが、さつまあげ4～5枚で1・5gの塩分

日本における練り物の歴史は古く、さかのぼると平安時代には練り物の原型があったと言われています。

生の魚は日もちしませんが、塩などを加えてすり身にして加熱すると、保存がききます。加工する際に添加物は加えますが、毎日ちくわを100本食べたりしなければ、体内に入る量は少量なので、健康被害を心配する必要はありません。

練り物の原料となる魚にはスケトウダラがありますが、同じ量を生で食べるよりもすり身にする方がたんぱく質含有量は減り、糖質や塩分が増えます。しかし、すり身

練り物いろいろ

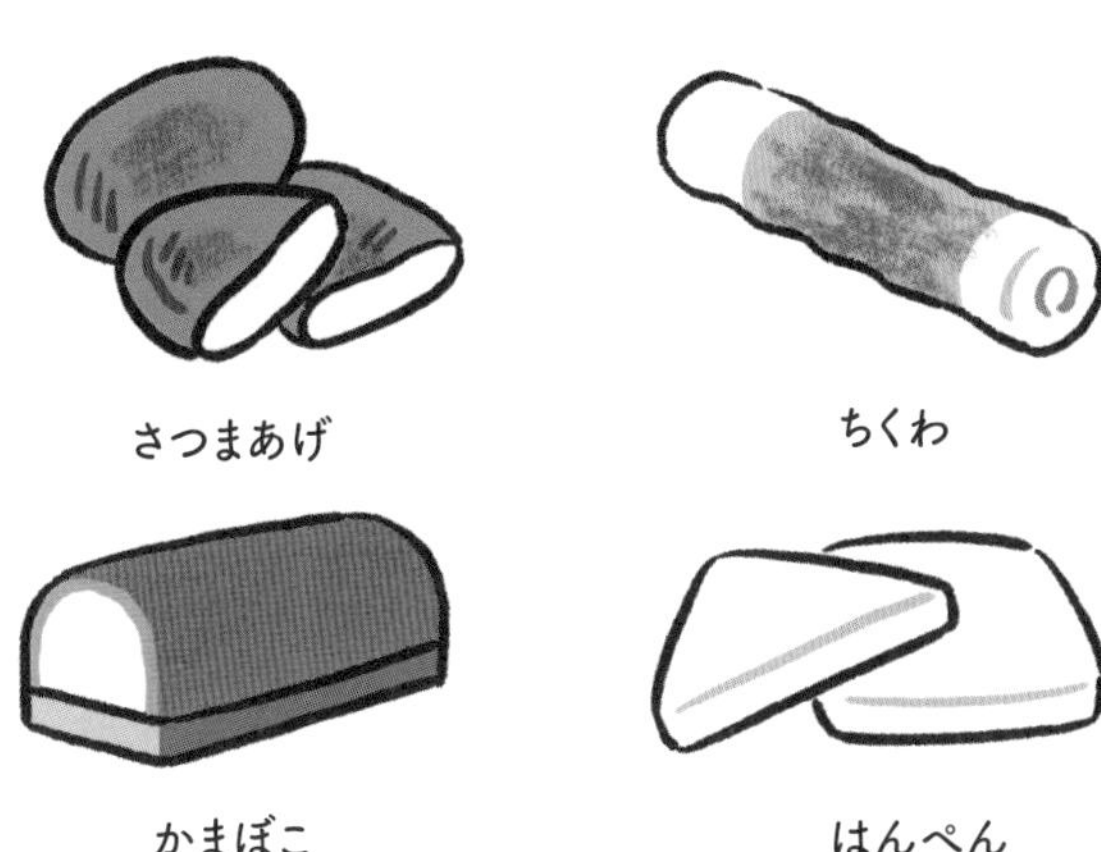

はそのままでも食べられるという利点があります。

練り物をそのまま生の魚に置き換えると、塩分のとりすぎになってしまう恐れがあるので、とりすぎには気をつけていただきたいです。

たとえば、さつまあげを切り身の代わりとして80g（4〜5枚）食べた場合、それだけで1・5gも塩分をとってしまいます。

おでんなどは、もともと塩分の多い練り物に味を含ませるものですので、さらに塩分をとってしまうことになります。

近年は「減塩さつまあげ」などを売り場で見つけることが増えましたので、減塩が必要な方の場合は活用するといいですね。

生の魚にそのまま置き換えるのは塩分とりすぎに。
減塩タイプを選ぶといい

「完全栄養食品」と言われる卵。1日何個までOK?

コレステロールについての「卵の冤罪」は晴れたが…

小さな卵から雛が育つほどなので、**卵にはたんぱく質や脂質のほか、ビタミンやミネラルなどさまざまな栄養素が万遍なく含まれています。**とくにミネラル類の摂取源になりますので、上手に食生活に活用していただきたい食材です。

かつては卵イコール「コレステロール」というイメージがあり、卵の摂取量を制限された方も多かったのですが、近年は「卵の摂取量が少ない人と、毎日2個以上食べる人の血清総コレステロールの濃度はあまり変わらなかった」という報告など、必ずしも卵が悪いわけではないという研究結果が明らかになりました。(※1)

「卵の冤罪」が晴れたのです。

では、血清コレステロール値に問題がないなら、卵を何個でも食べていいのでしょうか。

卵には、コレステロールが豊富に含まれているのは事実です。卵100g（およそ2個分）当たりに370㎎もコレステロールが含まれています。日本人成人の1日平均摂取量は男性366㎎、女性317㎎（令和元年国民健康・栄養調査）ですから、卵2個で平均摂取量に到達してしまいます。

コレステロールは肝臓で生成できるので、摂取量が多くても体内で調整がきく栄養素であることから、コレステロールは必須栄養素ではありません。とはいえ、上限摂取量も決められていないので、卵とコレステロールをめぐる問題は、そう単純ではなさそうです。

他の食品で脂質を多くとった日は控えめに

卵は、他の食品をどの程度食べているかによっても、食べる量を考慮しなければならないと思います。たとえば、**魚が苦手で肉類ばかり食べている方は、飽和脂肪酸やコレステロールの摂取量も多くなりやすい**と言えます。

対して、肉や魚が苦手で豆腐や野菜ばかり食べている方は、あまりコレステロールを摂取していませんから、卵を1日2個食べても問題ないでしょう。

しかし、『動脈硬化性疾患予防ガイドライン2022年版』によると、食事療法の基本指針として、高LDLコレステロール血症のある方の場合は、重症化予防のために1日200mg以下にすることを推奨されています。

他の食品からのコレステロールの摂取量も合わせて、摂取量を決めるといいでしょう。

「1日○個」と決めてしまうのではなく、たとえば昼食に「とろとろ卵のオムレツ」に卵を3個使ったとしたら、「今夜と明日はコレステロールの少ない食材を使おう」と心がけることが大切です。

一度に3個の卵を食べたからといって、すぐに病気が悪化するわけではありません。

私もコレステロールたっぷりのスイーツを食べた日は、油を使わない「湯豆腐」や

「お刺し身」に青菜のおひたしと、きのこたっぷりの味噌汁などで、なるべく脂質を控えるように意識しています。

大切なのは、**卵に限らず、毎日コレステロールの多い食品を食べすぎない**ことです。

鶏の飼育環境で栄養価は変わる？

また、平飼いの卵や赤玉卵の方が栄養的に良質なのではないかと聞かれることがありますが、平飼いでもゲージ飼育でも、赤でも白でも、にわとりに与える飼料によって、産まれた卵の栄養の特性に違いが出ます。

「平飼いの場合は虫なども食べ、ストレスが少ないからおいしい卵が産まれる」という話も時々聞きますが、味に関しては違いがないという報告もあります。（※2）

たしかに、「これは良い飼料でストレスなく育てられた平飼い鶏から産まれた卵ですよ」と言われた卵で「卵かけご飯」をつくったら、なんとなくおいしそうな気がしますが、どんな環境で育ったかわからない2種類の卵を目の前に出されて、食べ比べをしたとしても、私は味の違いに気づける自信がありません。卵の色やハリつやは見た目でもわかるかもしれませんね。

コレステロールの問題は難しい。肉をあまり食べない人なら1日2個でも大丈夫

※1　菅野道廣「卵と健康：コレステロール問題を中心に」『日本食品科学工学会誌　2019年66巻9号』日本食品科学工学会　P362-367

※2　池谷昌久・池谷守司「平飼い養鶏およびケージ飼いにおける生産性および卵質の比較検討」『静岡県中小家畜試験場研究報告　2002年13号』静岡県中小家畜試験場：静岡県畜産経営環境技術センター　p27-32
https://agriknowledge.affrc.go.jp/RN/2030661543.pdf

第4章

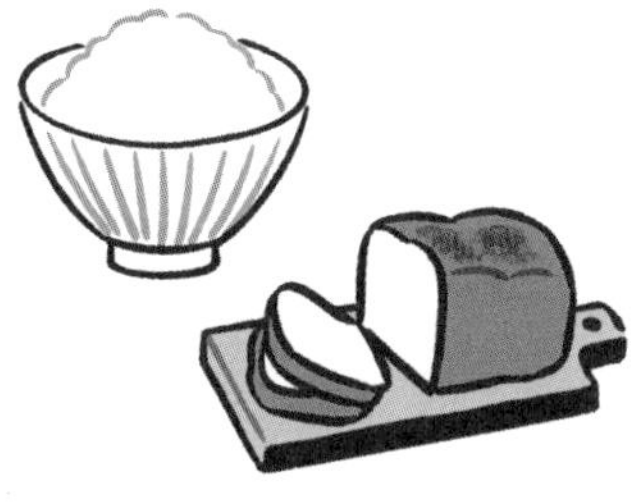

炭水化物の大誤解

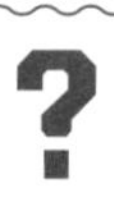

ご飯は糖質が多いから、食べる量を減らすべき？

食物繊維の重要な摂取源

近年の糖質制限ブームによって、すっかりご飯が悪者になってしまいました。たしかに糖質が豊富なご飯を食べすぎるのはよくないですが、ご飯に罪はありません。糖質は脳や神経にとって必須の栄養素です。とくに眠りから覚めた朝は、すぐにエネルギー源として利用できる糖質をしっかり摂取する必要があります。ご飯は一度に食べる量が２００g前後で他の食品よりも糖質が多く、まさに「**エネルギーの源**」と言えるでしょう。

また、食物繊維の摂取源になっていることはあまり知られていません。糖質をエネルギー源に変えるために必要なビタミンB群も含まれています。**100g当たりの含有量はそう多くなくても、もし1日に食べる量が合計600gともなると、相対的にご飯由来の栄養素が多くなる**のです。

よく、100g当たりの食品に含まれる栄養素の量を単純に比較して、ゴマは○○が多い！などと主張する人がいますが、ゴマを何百gも食べませんよね。現実的に食べる量で比較しなければ意味がありません。

筋肉をつけたいなら糖質も欠かせない

また、米にはたんぱく質も含まれています。米のたんぱく質含有量は肉や魚に比べると多くないのですが、**毎食しっかりとっていれば、かなりのたんぱく質をご飯から摂取**できることになります。

ただし、植物性のたんぱく質は動物性たんぱく質に比べると「不可欠アミノ酸」の含有量が低いため、ご飯ばかりを食べるのは「たんぱく質の質」がよくありません。不可欠アミノ酸とは、人間の体内で生成できないアミノ酸のことです。体内でつくることができないため、食事から摂取する必要があります。

ご飯とともに豆や豆腐でたんぱく質を摂取

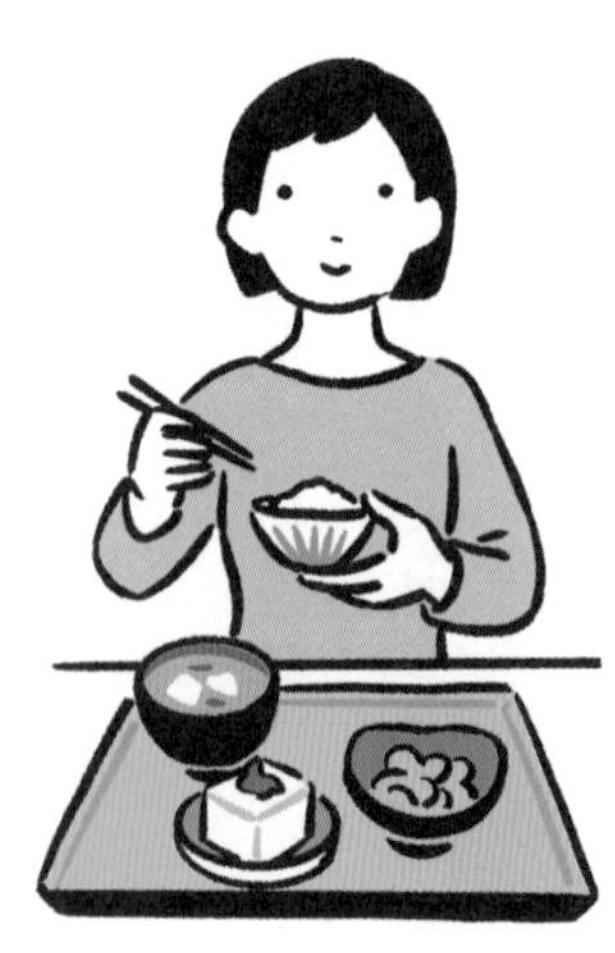

戦前の日本では、現代ほどに物流が発達していなかったため、新鮮な肉や魚を日常的に摂取するのは限られた地域の方（漁業や畜産業）であったと考えられます。

一般的な農家では、少量の梅干しや味噌などでご飯をたくさん食べることで、ある程度のたんぱく質を摂取していたのではないでしょうか。

さらに、たっぷりの豆や豆腐も食べ、植物性たんぱく質を摂取していたと考えられます。

重労働をする人やスポーツをする人は、しっかり糖質をとらないと、**筋肉からた**

んぱく質（アミノ酸）が分解され、エネルギーとして使われてしまいます。筋肉をつけたいなら、たんぱく質だけでなく糖質や脂質も摂取する必要があるのです。

高齢で食が細くなり、総摂取エネルギーが減っているのに糖質制限を行っている方を拝見することがありますが、しっかりと主食を摂取してエネルギー源を確保していただきたいです。

ご飯などの主食を減らす必要があるのは「食べすぎている方」の場合です。自分の摂取量が多いのかどうか確認もせずに、むやみに減らすのはおすすめできません。

脳に糖質は必須。
毎食しっかりとることで、たんぱく質摂取も

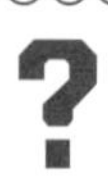

白米より玄米、あるいはオートミールに変えた方がいい？

精製しない穀物である「全粒穀物」の健康効果

近年、健康志向の高まりから、玄米の良さが見直されています。**玄米には精白米よりもビタミンやミネラル類、食物繊維が豊富です**。また、消化に時間がかかることから、糖質の吸収が穏やかになるため、血糖値の急上昇を防ぐ効果が期待できます。

精製しない穀物のことを「全粒穀物」と呼びますが、世界的に見ても全粒穀物の健康への効果が認められています。一方で、玄米のぬかなどに含まれるフィチン酸は亜鉛や鉄の吸収を阻害すると言われています。

フィチン酸は植物の種子や穀物、豆類、ナッツ類などに含まれる有機酸の一種です。フィチン酸はミネラルと結合して、腸管でのミネラルの吸収を阻害するため、全粒穀物を食べる際のデメリットとしてあげられてきました。

しかし、最近はフィチン酸のデメリットだけでなくメリットも明らかになってきており、菜食主義者や偏った食事をしている人でなければ、フィチン酸によるミネラル吸収阻害の影響はほとんどないことが報告されています。（※1）

また、全粒穀物の摂取量と生活習慣病の発症率や脂肪率との関連について、世界各地で調べた研究のまとめによると、心筋梗塞や脳卒中、糖尿病、がんによる死亡などのリスクが、全粒穀物の摂取で低減できることがわかりました。（※2）

無機ヒ素を減らすため、玄米は水で丁寧に洗って

しかし、玄米には発がん性物質である無機ヒ素が多く含まれています。

日本人が食物から摂取する無機ヒ素の主な摂取源は、お米と海藻です。無機ヒ素は発がん性物質であり、長期にわたって摂取し続けると「慢性ヒ素中毒」となり、がん

の発症リスクが高まるとされています。

農林水産省によると、現時点で日本人が日常的に摂取する食事で無機ヒ素による健康被害は報告されていないため、心配する必要はないとしていますが（農林水産省ホームページより）、すべての主食を玄米に変える場合は、精白米よりも無機ヒ素の総摂取量が多くなります。

無機ヒ素は水に溶け出す性質があるため、長く浸水してその水を一度捨てるほか、丁寧に洗米すれば、量を減らすことができるとされています。

体には良いが、消化吸収力が低下している人には不向き

また、年齢に限らず、消化機能が低下している方には、玄米をおすすめできません。病院や高齢者施設などでは、栄養価が高いからといって玄米を使いません。病気の影響で消化吸収力も低下している場合が多いからです。

玄米は白米よりもビタミンやミネラルが多く優秀な食材ではありますが、ほかの食品からでもしっかりと栄養がとれるよう、献立を工夫しているのです。

バランスの良い食生活をしていれば、健康のために無理に玄米に変える必要はありませんが、**生活習慣病の予防効果を考えると、消化機能に問題がなければ、食生活に取り入れるのはいい**と言えます。

同じく、今流行りのオートミールも全粒穀物ですが、やはり消化が良いとは言えませんので、体調に合わせて取り入れるといいでしょう。

総合的に見て、玄米は体に良さそうですが、食べる人の持病や健康状態によっては「お腹に優しくない食べ物」になってしまいます。

私が考える精白米と玄米の間の「いいとこどり」のご飯は、「**胚芽精米**」です。市販の玄米を購入し、精米所で7～8分つき米にすると胚芽が残されます。精白米よりも少し茶色っぽいお米になります。

少量ずつ精米できる家庭用精米機も販売されていますので、家庭で胚芽精米を精米するのもおすすめです。

わが家では秋に新米の玄米をいただく機会があると、つきたての胚芽精米をガス火で炊きます。玄米より消化が良く、精白米より栄養価が高いご飯をおいしく食べることができます。

消化があまり良くない。
7～8分つきの「胚芽精米」がいいとこどり

※1　Ulrich Schlemmer, et al. Phytate in foods and significance for humans: Food sources, intake, processing, bioavailability, protective role and analysis. Molecular Nutrition & Food Research Volume 53, Issue S2.（22 September 2009）

※2　佐々木敏『佐々木敏のデータ栄養学のすすめ』女子栄養大学出版部　p58

米（ご飯）と小麦粉（パンやうどんなど麺類）。穀物という点で同じもの？

1食分として、どれだけ食べるかで変わる

日本人は実にさまざまな穀物を主食として食べますね。ご飯はもちろん、パン、うどん、パスタ、ラーメンにお蕎麦。穀物ならどれも同じなのでしょうか。平均的な1食当たりの目安量で、エネルギー量、たんぱく質、脂質、炭水化物、食物繊維などの含有量を見てみましょう。

1食分の量で見ると、中華めんが多いですね。重量があるぶん、エネルギーやたんぱく質の量が増えますが、ご飯と同じ量に換算すると239㎉ですから、100g当

たりのエネルギー量はあまり変わりません。

しかし、ラーメン屋さんで注文をする際に「3分の2玉にしてください」などと注文することは普通ないですから、**普段はご飯1膳が主食の適量である方は、ご飯の代わりとしてラーメンを食べると、エネルギーオーバーになりがちです。**

その次の食事では主食を控えめにした方がよさそうです。

パスタや蕎麦はたんぱく質のほか、ビタミンB_1や食物繊維が他の主食より豊富であることがわかります。

また、普通の食パンと米粉の食パンを見てみましょう。

米粉食パンは小麦食パンより食物繊維の量が少なくなっています。米粉のパンは健康に良さそうなイメージがありますが、小麦アレルギーでないのなら、すべて米粉パンに切り替えなくてもよさそうですね。

どうしても米粉にこだわりたいのであれば、シャキシャキのごぼうサラダを挟んだサンドイッチなら、たっぷりと食物繊維を補うことができますね。

麺類は、かけうどんのような食べ方ではバランスが悪く、腹もちがよくありません。

主食の栄養成分

種類	1人分目安重量 g	エネルギー kcal	たんぱく質 g	脂質 g	利用可能炭水化物 g	食物繊維 g	ビタミンB1 mg
めし・うるち米	180（茶碗1杯）	281	4.5	0.5	62.3	2.7	0.04
食パン	90（1.5枚）	223	8.0	3.7	39.8	3.8	0.06
中華めん ゆで	280（1玉）	372	13.7	1.7	70.6	7.8	0.03
干し蕎麦 ゆで	250（1人分）	283	12.0	1.8	53.8	3.8	0.20
うどん ゆで	200（1玉）	190	5.2	0.8	39.0	2.6	0.04
パスタ ゆで	200（1束）	300	11.6	1.8	57.0	6.0	0.12
米粉食パン	90（1.5枚）	222	9.6	4.6	36.8	0.6	0.05

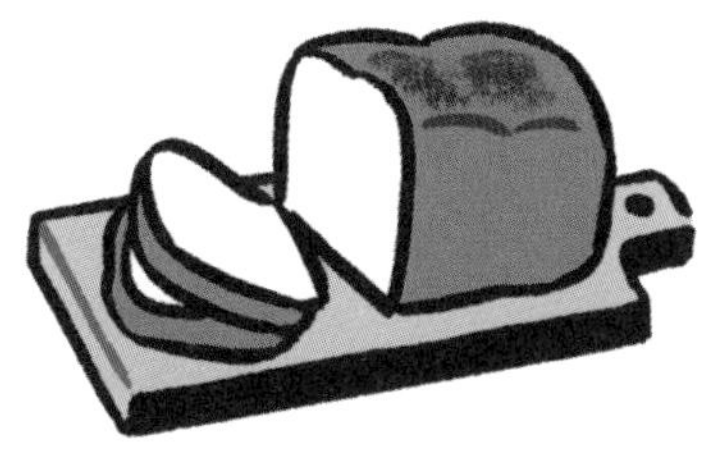

たんぱく源である肉や魚のほか、野菜も加えると1杯でバランス良く食べることが可能です。でも、**スープを飲みすぎない**ことが大切です。

蕎麦やパスタはビタミンB_1や食物繊維多め。米粉パンは小麦のパンより食物繊維が減る

? 全粒粉のパンはヘルシー？

たしかに栄養価は上だが、普通の食パンでも問題ない

一般的な小麦粉は、小麦の胚乳の部分のみを粉にしたものですが、全粒粉は小麦の表皮、胚芽、胚乳をすべて粉にしたものです。小麦粉のパンと全粒粉のパンの主な栄養量を比較した表を見てみましょう。

全粒粉には食物繊維やミネラルやビタミンB群が豊富と言われていますが、意外にも食物繊維の量は0・2g程度しか変わりません。

たしかに**鉄やビタミンB1は普通食パンの倍以上含まれているので、朝は忙しくてい**

ろいろな食材や料理を食べることが難しい方には、便利な主食と言えます。

ビタミンB1は成人男性の食事摂取基準の推奨量は1日に1・4mgです。

忙しい朝でも、全粒粉の食パンにゆで卵やハムを挟んで、コップ1杯の牛乳で流し込めば、なんとか1食分のビタミンB1を摂取することができます。

たくさんの食材を用意してバランス良く食べることが難しい人ほど、こういった全粒粉のパンを選ぶと、不足しがちな栄養素を補えます。

全粒粉のパンのデメリットに、輸入小麦には残留農薬が含まれていると主張する方がいますが、農林水産省のデータによると、最近の調査で基準値を超えたものはありませんでした。(※)

普通の食パンと全粒粉食パンの成分の違い

種類	1人分目安重量 g	エネルギー kcal	たんぱく質 g	脂質 g	利用可能炭水化物 g	鉄 mg	ビタミンB1 mg	食物繊維 g
普通食パン	60（1枚）	149	5.3	2.5	26.5	0.3	0.04	2.5
全粒粉食パン	60（1枚）	151	4.7	3.4	23.9	0.8	0.10	2.7

私も全粒粉を使って手作りパンを焼いたことがありますが、全粒粉のみでパンを焼くと、ふくらみが弱くパン生地がぎゅっと締まっており、精製された小麦粉のパンに比べると、食感がパサパサしていました。

そこで、全粒粉と小麦粉をミックスして、どの程度までなら全粒粉ミックスでもおいしく焼けるのか試みたところ、全粒粉が粉全量の3割くらいであれば、生地のきめとふくらみに満足できました（個人の感想です）。

主食はそれぞれの食生活や好み、消化機能に合わせて柔軟に選べばいいと思います。

普通の食パンより鉄やビタミンB_1が増えるが、パサつきが出る。好みで柔軟に選んで

※ 農林水産省「輸入米麦のかび毒、重金属及び残留農薬等の分析結果」2023年
https://www.maff.go.jp/j/seisan/boeki/beibaku_anzen/bunsekikekka.html

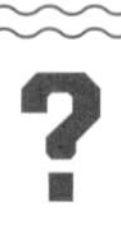

さつまいもやじゃがいもは野菜でもなく、糖質が多いから太るだけ？

分類上は野菜ではないがビタミン、ミネラルも多く含む

なにかと糖質が目の敵にされる昨今ですが、糖質を多く含む芋類までその標的にされることがあります。

世界には、芋類を主食としている民族もあるほどですから、たしかに糖質は豊富です。しかし、芋類にはカリウムやビタミンC、食物繊維なども豊富です。糖質が豊富というだけでなんとなく避けられているのを見ると、芋類が大好きな管理栄養士としては悲しくなります。

さつまいもやじゃがいもには、とくにビタミンCが多く含まれています。

芋類の成分比較

100g当たり	エネルギー kcal	利用可能炭水化物 g	食物繊維 g	カリウム mg	ビタミンC mg
じゃがいも（皮なし 蒸し）	76	15.1	3.5	420	11
さつまいも（皮なし 蒸し）	131	30.3	2.3	480	29
里いも（水煮）	52	10.2	2.4	560	5
長いも（生）	64	13.8	1.0	430	6

焼き芋1本（200g）に含まれるビタミンCは46mgですが、1日に必要なビタミンCの約半分を摂取することができます。

ビタミンCは茹でたり煮たりすると水中に流れ出てしまいますが、焼いたり蒸したりした芋類のビタミンCは保持されやすく、茹でて水にさらす野菜などに比べて調理による損失が少ないのです。

また、さつまいもやじゃがいもを丸のまま蒸した場合のビタミンC残存率は81～90%。（※）ビタミンCをなるべく逃さずに摂取するには、皮をむかずに調理するのがおすすめです。

長いもや里いもにはそれほどビタミンCが含まれていませんが、さつまいもやじゃがいもよりもカリウムの含有量が多いのが特徴です。

カリウムは水溶性なので、調理の過程で煮炊きすると一部が流れ出てしまいますが、長いもは生のまますりおろして食べることが多く、**「とろろいも」にするとしっかりとカリウムを摂取**することができます。

カリウムはナトリウムを体の外に排出する作用がありますから、腎臓の機能に問題がない方は積極的に摂取したい栄養素です。カリウムはあらゆる食品に含まれていますが、とくに芋類には豊富に含まれています。

食物繊維は便秘予防に大切

また、みなさまご存じの通り、芋類には食物繊維も豊富です。じゃがいも大1個（皮なし・蒸し100g）に含まれる食物繊維は3・5g。ごぼう約2分の1本（根・ゆで100g）に含まれる食物繊維は6・1gです。

ごぼうほどの含有量ではありませんが、芋類は一度に多くの量を食べることができます。日本人は、洋食にも和食にも芋類を多用しますから、芋由来の繊維を多くとっていると言えます。

したがって、糖質を避けるために穀物や芋類を食べないでいると、食物繊維が不足して便秘になる恐れもあります。

鶏ササミ肉の食物繊維含有量は「ゼロ」です。食物繊維は「炭水化物」の一種ですから、ご飯の代わりにたんぱく質でエネルギーをとろうとすると、食物繊維が十分に摂取できなくなるということも考えられます。

「それならサプリメントで食物繊維を補えばいいのでは」という声が聞こえてきそうですが、偏った食事を補うためにサプリメントをとると、1日にいくつもの種類のサプリメントを何粒も摂取しなくてはなりません。

「日本人の食事摂取基準」には、

「目標量の算定に用いられた研究の多くは、通常の食品に由来する食物繊維であり、サプリメント等に由来するものではない。したがって、同じ量の食物繊維を通常の食品に代えてサプリメント等で摂取したときに、ここに記されたものと同等の健康利益を期待できるという保証はない。さらに、食品由来で摂取できる量を超えて大量の食物繊維をサプリメント等によって摂取すれば、個々に記されたよりも多くの(大きな)健康利益が期待できるとする根拠はない。」
と明記されています。（※2）
自分に必要なエネルギー量の範囲の中で、おいしく芋を食べれば、食物繊維やビタミン、ミネラルを自然にとることができるのです。

ビタミンCや食物繊維、カリウムが豊富。避けるのはもったいない

※1　「調理食品の総ビタミンC残存率一覧」『調理のためのベーシックデータ第6版』女子栄養大学出版部　p93
※2　厚生労働省「日本人の食事摂取基準（2020年版）」（Ⅱ各論　1エネルギー・栄養素　炭水化物）p156
https://www.mhlw.go.jp/content/10904750/000586559.pdf

第5章

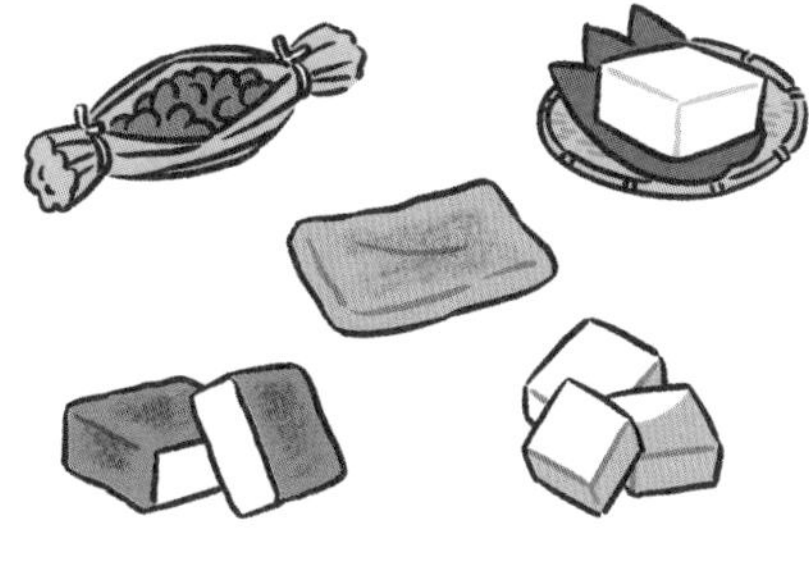

大豆製品の大誤解

たんぱく質豊富な大豆。肉や魚の代わりになる？

卵と比べたときの栄養価

健康食材の代表選手のような存在の大豆。低脂肪で植物性たんぱく質が豊富です。肉や魚が十分に手に入らない時代には、重要なたんぱく源でした。また、**乾物として長期保存も可能**なので、頻繁に買い物に行けないときには重宝します。

大豆と大豆製品、そして大豆以外の豆はざっくりと「豆類」に分類されていますが、栄養的にはそれぞれ特徴があります。しかも「枝豆」は食品成分表の「野菜類」に分類されているのです。

大豆も青大豆、黒大豆、黄大豆がありますが、私たちがよく目にするのは「黄大豆」

卵と比べた大豆の栄養価

3大栄養素と主なミネラル類					
100g当たり	エネルギー kcal	たんぱく質 g	脂質 g	利用可能炭水化物 g	食物繊維 g
黄大豆 ゆで	163	14.1	9.2	1.5	8.5
卵	142	11.3	9.3	3.4	0
	カリウム mg	カルシウム mg	鉄 mg	亜鉛 mg	
黄大豆 ゆで	530	79	2.2	1.9	
卵	130	46	1.5	1.1	

ビタミン類				
100g当たり	ビタミンA レチノール活性当量 μg	ビタミンD μg	ビタミンE mg	ビタミンB1 mg
黄大豆 ゆで	0	0	1.6	0.17
卵	210	3.8	1.3	0.06
	ビタミンB2 mg	ビタミンB6 mg	ビタミンB12 μg	葉酸 μg
黄大豆 ゆで	0.08	0.1	0	41
卵	0.37	0.09	1.1	49

ですね。栄養成分を見てみると、100g当たり14・1gもたんぱく質が含まれています。

鶏の全卵100g（およそ2個分）に含まれるたんぱく質量は11・3gですから、**「たんぱく源の代表選手」のような鶏卵よりも100g当たりのたんぱく質量は多い**のですね。

ただし、100gの豆は結構ボリュームがあるので、一度の食事で卵2個を食べる方がラクかもしれません。

大豆に決定的に欠けるもの

また、大豆には豊富な食物繊維とミネラル、ビタミンが含まれていることがおわかりになると思います。意外にも糖質（利用可能炭水化物）が少ないですね。糖質量だけ見ると、卵の方が多いのです。

たんぱく質含有量の高さゆえ、大豆は他の豆類とは栄養的に別格に扱われているのです。

卵には、黄身に多く含まれるビタミンAやDが豊富であることが特徴的で、大豆には含まれていません。

そして、「大豆ばかり食べる」と聞いたときに管理栄養士が懸念するのが「**ビタミンB12」の不足**です。成分表を見ると、含有量はゼロですね。

ビタミンB12は脂肪酸やアミノ酸などの代謝に関わっていて、別名を「コバラミン」と呼びます。不足すると、巨赤血球性貧血や抹消神経障害などの欠乏症のリスクが高まります。

したがって、菜食主義者の方でたんぱく源に豆類しか食べていない場合、ビタミンB12欠乏による貧血の懸念があるのです。肉や魚を押しのけて「積極的に摂取」をすすめるというよりは、「ほどほどに摂取」していただきたいと思います。

大豆は高栄養食品だが、
ビタミンB12がゼロ。肉・魚なしは厳しい

豆腐や油揚げ、納豆などの大豆製品はどれも栄養価は変わらない？

油で揚げたものは鉄や亜鉛量アップ

日本には大豆を様々に加工して食べる、豊かな食文化がありますね。大豆を発酵させて味噌や納豆にしたり、豆腐は揚げたり、すりつぶして和え物にしたり。

豆腐を加工すると栄養価も少し変わります。おもしろいのは、含有水分量が減るとミネラル類の含有量が増えていく点です。つまり、**加熱して水分が飛んだ豆腐は「生の豆腐よりも栄養が濃縮されている」**と考えることができます。

たとえば、木綿豆腐100gに含まれる鉄と亜鉛はそれぞれ1・5㎎と0・6㎎ですが、厚揚げは2・6㎎と1・1㎎です。油で揚げるため、脂質の含有量は木綿豆腐の約

2倍になりますが、ミネラル類が不足しがちな方にはおすすめです。

同様に、油揚げもミネラル類が豊富ですが、100g中の脂質含有量が12・5gとなり、木綿豆腐の約3倍になってしまいます。

一度にたくさん食べるのは脂質のとりすぎになるため、おすすめできませんが、汁物や煮物などの脇役にするにはいいですね。

高野豆腐(凍り豆腐)の場合は、一度乾燥させてあるので、木綿豆腐よりたんぱく質の含有量が高く、ミネラル類も豊富ですが、一度乾燥させてさらに水に戻すため水溶性ビタミンが溶け出してしまい、他の大豆製品に比べると水溶性ビタミンが少ないのが特徴です。これは調理工程上、仕方がないですね。

発酵の力で栄養豊富な納豆

納豆は同じ大豆製品でもまた別格です。

100g当たりのたんぱく質の量は14・5gで、卵に含まれるたんぱく質よりも多く含まれています。**食物繊維も6・7gで、鉄や亜鉛も豆腐より多く含まれています。**

ビタミン類ではビタミンKがほかの大豆製品に比べて桁違いに豊富で、**納豆菌は腸内でもビタミンKを産生**します。ビタミンKはワーファリン（血栓症などの予防のため、血液をサラサラにする薬）の効果を下げる働きがあり、ワーファリン服用中は納豆を食べられません。

納豆を食べると、ワーファリンの効果が十分に得られず、血液が固まりやすくなってしまうことで、脳や心臓の血管が詰まって、命に関わることもあります。その影響は数日続きますので、時間をあければいいというものではなく、もしどうしても納豆が食べたい場合は別の薬に変更できないか、医師や薬剤師に相談してください。

ほかにも、**納豆は葉酸などのビタミンも豊富なので、大豆製品の中でも納豆は非常に栄養価の高い食品**と言えるでしょう。

かくいう私も、もともと納豆は苦手でしたが、あまりにも栄養価が高いため、時々食べるようになりました。とくに、出産後の授乳中は意識して摂取するようにしていました。

「日本人の食事摂取基準」によると、ビタミンKは胎盤を通過しにくく、母乳中のビ

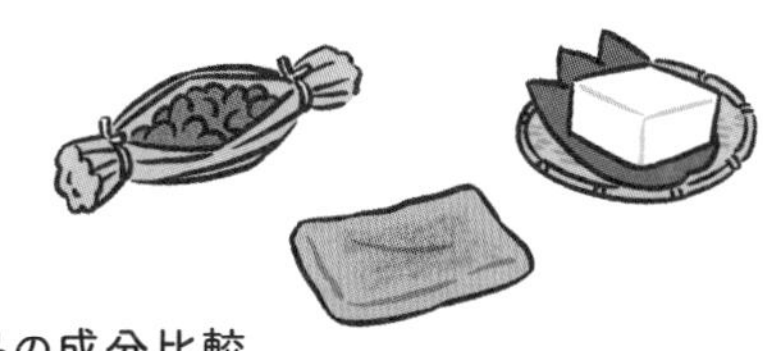

大豆製品の成分比較

100g当たり	エネルギー kcal	水分 g	たんぱく質 g	脂質 g	糖質 g
黄大豆 国産 ゆで	163	65.4	14.1	9.2	1.5
木綿豆腐	73	85.9	6.7	4.5	0.8
絹豆腐	56	88.5	5.3	3.2	0.9
厚揚げ（生揚げ）	143	75.9	10.3	10.7	1.1
油揚げ（油抜き）	266	56.9	17.9	21.3	0.3
糸引き納豆	190	59.5	14.5	9.7	7.7
高野（凍り）豆腐 水煮	104	79.6	10.8	6.7	0.1

	食物繊維 g	鉄 mg	亜鉛 mg	ビタミンB1 mg	ビタミンB2 mg
黄大豆 国産 ゆで	8.5	2.2	1.9	0.17	0.08
木綿豆腐	1.1	1.5	0.6	0.09	0.04
絹豆腐	0.9	1.2	0.5	0.11	0.04
厚揚げ（生揚げ）	0.7	2.6	1.1	0.07	0.03
油揚げ（油抜き）	0.9	2.5	2.1	0.04	0.02
糸引き納豆	6.7	3.3	1.9	0.07	0.56
高野（凍り）豆腐 水煮	0.5	1.7	1.2	0	0

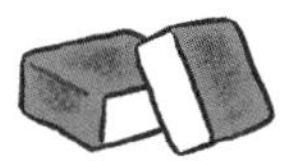

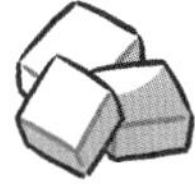

タミンKが低いことなどから、新生児はビタミンKの欠乏に注意が必要とあります。

また、何らかの疾病や加齢によって、胆汁や膵液の分泌量が減少している方は、極端に脂質を減らす食事をしていると、脂質に溶ける性質のあるビタミンKの吸収量が低下する恐れがあります。

「油は体に悪い」と決めつけて、揚げ物や炒め物を食べないことが「健康に良い」と信じている方もいますが、油には「脂溶性ビタミンの吸収率を高める」という大事な役割がありますので、悪者にしないでくださいね。

納豆にごま油やラー油などを少し垂らして食べるのも、おすすめです。

納豆はビタミンKが桁違い。
葉酸や鉄分も多く含む

豆乳は牛乳と置き換え可能？

牛乳並みのたんぱく質量で脂質は約半分だが…

牛乳の代わりに豆乳を飲んでいるという方もいらっしゃいますね。
豆乳は「無調整豆乳」と「調製豆乳」「豆乳飲料」で栄養成分が異なります。これらの製品の違いについて、「日本豆乳協会」の説明が大変わかりやすいので、引用させていただきます。

『スーパーなどで売られている豆乳（類）商品は、JAS規格で3種類に分かれて定義されています。（無調整）豆乳と調製豆乳と豆乳飲料です。

水に浸したり、蒸したりした大豆を絞った乳白色の液状そのままの豆乳は、何も味付けしていないので無調整豆乳と言われます。この(無調整)豆乳に少々の塩や砂糖などで飲みやすくしたのが調製豆乳。この調製豆乳に果汁や紅茶(フレーバー)などで味付けしたものが豆乳飲料です。』

また、それぞれの豆乳の大豆たんぱく質含有量にも決まりがあるそうです。

豆乳の栄養の特徴は、牛乳並みのたんぱく質を含んでいるのに、脂質(脂肪酸)の含有量が約半分で、エネルギー量も控えめなこと。また、飽和脂肪酸が少なく、多価不飽和脂肪酸が多いのも特徴的ですね。ただし、「豆乳飲料」の場合は、無調整豆乳より栄養価が落ちることがわかります。

しかし、豆乳は**カルシウムやリン、ビタミンDの含有量が牛乳に比べて少ない**ので、カルシウム源としての牛乳の役割を考えると、牛乳をすべて豆乳に置き換えてしまうと、1日に摂取すべきカルシウムが不足する恐れがあります。

成長期の子どもには豆乳より、牛乳を飲んでほしいところです。

豆乳と牛乳の栄養成分の違い

200g当たり（コップ約1杯）	エネルギー kcal	たんぱく質 g	脂肪酸総量 g	飽和脂肪酸 g
無調整豆乳	88	6.8	3.50	0.64
調製豆乳	126	6.2	6.48	1.00
豆乳飲料	118	4.2	3.82	0.66
牛乳	122	6.0	6.64	4.66
低脂肪牛乳	84	6.8	1.86	1.34

	多価不飽和脂肪酸 g	コレステロール mg	利用可能炭水化物 g	食物繊維 g
無調整豆乳	2.10	0	6.6	0.4
調製豆乳	3.98	0	9.6	0.6
豆乳飲料	2.40	0	16	0.2
牛乳	0.24	24	8.8	0
低脂肪牛乳	0.06	12	9.8	0

	カリウム mg	カルシウム mg	マグネシウム mg	リン mg	鉄 mg
無調整豆乳	380	30	50	98	2.4
調製豆乳	340	62	38	88	2.4
豆乳飲料	220	40	26	72	0.6
牛乳	300	220	20	186	0
低脂肪牛乳	380	260	28	180	0.2

	亜鉛 mg	ビタミンD μg	ビタミンB_1 mg	ビタミンB_2 mg	ビタミンB_{12} μg
無調整豆乳	0.6	0	0.06	0.04	0
調製豆乳	0.8	0	0.14	0.04	0
豆乳飲料	0.4	0	0.02	0.02	0
牛乳	0.8	0.6	0.08	0.3	0.6
低脂肪牛乳	0.8	Tr ※	0.08	0.36	0.8

※「Tr＝微量」（以下同）

大豆イソフラボンについて

さて、豆乳と言えば「大豆イソフラボン」を摂取する目的で豆乳を摂取している方もいらっしゃいますね。

大豆イソフラボンは、化学的に女性ホルモンの構造に似ているため、閉経に伴う女性エストロゲンの減少を補う機能性物質として注目され、更年期障害や骨粗しょう症の予防に有用であるとの報告があります。

日本の食品安全委員会では、1日に摂取する大豆イソフラボンの摂取量の上限として75mg／日と設定しています（食事とサプリメント合算の上限量）。

過剰に摂取すると健康被害が生じるリスクがあるので、**サプリメントや豆乳から意識的に大豆イソフラボンを摂取している人は、とりすぎていないか確認**してみてください。

日本人が通常摂取している食事に含まれる大豆イソフラボンの量であれば、問題ありません。（※）

牛乳でも豆乳でも言えますが、やはり健康に良いからといって「飲みすぎ」「ばっかり飲み」はおすすめできません。どちらも上手に食生活に取り入れてください。

牛乳は大きなカルシウム源。
また、大豆イソフラボンのとりすぎ注意

※ 内閣府食品安全委員会事務局「大豆及び大豆イソフラボンに関するQ＆A」
https://www.fsc.go.jp/sonota/daizu_isoflavone.html

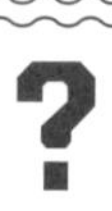

そら豆、枝豆、あずきなど他の豆も大豆と同じ栄養がある？

糖質高めのものが多いが、ミネラルも豊富

さて、大豆以外の豆類にも栄養が豊富に含まれています。

そら豆、えんどう豆、いんげん豆、ひよこ豆、あずき、金時豆などがありますが、**乾燥穀物向けに収穫される作物のみを「豆類」と分類**します。したがって、さやえんどうやグリーンピース、枝豆、そら豆、いんげん豆など、**乾燥しないで食す豆類はすべて「野菜」に分類**されています。

豆は健康的なイメージがありますが、個人的には「豆の食べ方」が重要だと思って

豆いろいろ

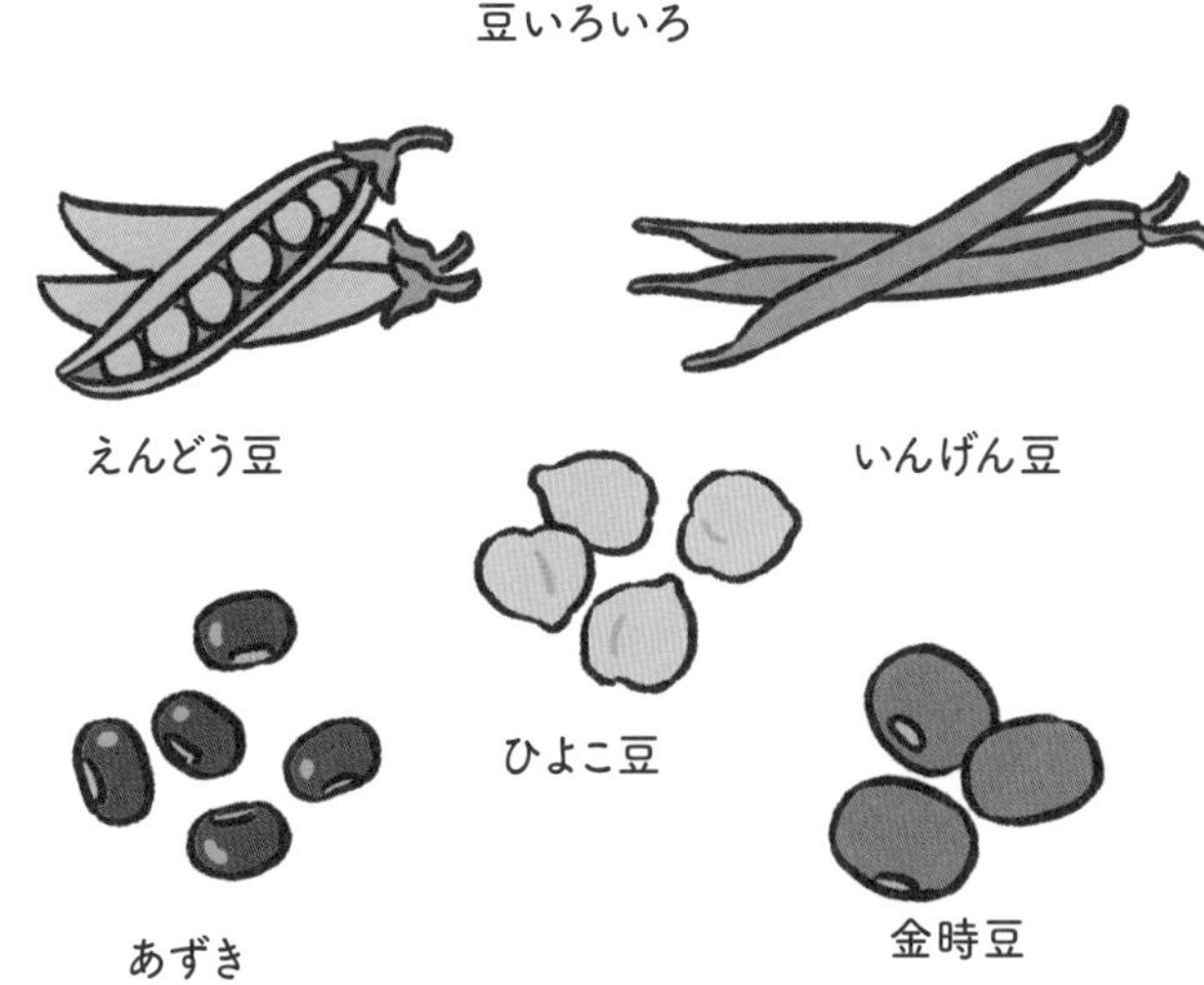

います。

たとえば、「あずき」の栄養成分表を見てみると、乾燥した豆の栄養量のほかに「こしあん」「つぶあん」などが並んでいます。

いんげん豆は「うずら豆(煮豆)」「豆きんとん」などがありますね。

大豆以外の豆類は、甘く煮た煮豆として食べることが多く、スーパーでもさまざまな煮豆が売られています。

水煮の豆をサラダやカレーなどに入れて食べる場合と、煮豆として食べる場合では、糖質量が大幅に変わります。

健康に良いからといって、煮豆をお椀にたっぷり食べるのは、糖質のとりすぎになる恐れがあり、おすすめできません。

豆類の特徴として、第一に炭水化物が豊富に含まれていることが言えます。消化できない炭水化物である「食物繊維」も豊富ですが、糖質も多く、水煮いんげん豆100gに含まれる糖質は、生のかぼちゃ100gの糖質とほぼ同じくらいです。たしかに、ほくほくした質感が似ていますよね。

また、あまり知られていませんが、**豆類には鉄や亜鉛などのミネラルが豊富**に含まれています。1回に食べる量も小鉢に50~80g程度ありますので、日本人にとって貴重なミネラル源であったと言えます。

また、マメ科の植物には機能性成分の「サポニン」が含まれています。サポニンには抗酸化作用があり、血液中のLDLコレステロールの蓄積を防ぐことで動脈硬化の予防が期待されます。(※)

「野菜」に分類される、そら豆や枝豆は葉酸が多い

「野菜」に分類される、そら豆や枝豆には「葉酸」が豊富に含まれます。

仙台には、枝豆を擦ってつぶした「ずんだあん」がありますが、夏の終わり頃に枝豆がたくさん手に入ると、ずんだあんで「おはぎ」や「ずんだ餅」を味わいます。東北には山形県のだだちゃ豆など、おいしい枝豆がたくさん採れます。

暑い夏の日に、茹でたての枝豆とビールは最高の組み合わせですが、ついつい「これで葉酸がたくさんとれるなぁ」などと考えてしまうのは職業病です。**葉酸は水溶性ビタミンなので、茹でるより蒸したりレンジで加熱したりするのがおすすめです。**


野菜の豆を食べるときに注意していただきたいのは、塩分のとりすぎです。

そう言えば、父がよく枝豆を食べていましたが、茹でたての枝豆の上から、雨を降らすようにザーッと塩をかけていたことを覚えています。

ついつい塩をきかせたくなりますが、できれば豆の甘さと風味を味わって、塩分控えめに食べていただきたいと思います。


甘くしたり、塩辛くしたり。**豆は健康に良い栄養成分が豊富とは言え、「食べ方」に**

注意が必要な食材と言えます。

たんぱく質含有量で大豆は別格だが、
豆類には抗酸化作用の「サポニン」が

※ 公益財団法人長寿科学振興財団 健康長寿ネット「サポニンと効果と摂取量」
https://www.tyojyu.or.jp/net/kenkou-tyoju/shokuhin-seibun/saponin.html

第6章

乳製品の大誤解

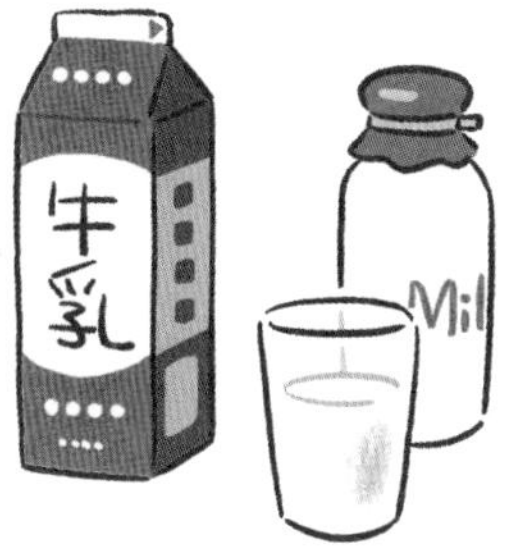

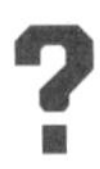

牛乳は成分無調整がいい？

調整牛乳もカルシウムやたんぱく質量は同じ

「無調整」の食品と聞くと、人が手を加えないから、なんとなく自然で健康に良さそうなイメージがありませんか？　牛乳はどうなのでしょうか。

生乳100％の牛乳は4種類あります。

①牛乳…生乳を加熱殺菌しただけのもの。季節により成分の変動がある。
②成分調整牛乳…生乳から水分や乳脂肪、ミネラルなどを除いて調整したもの。
③低脂肪牛乳…乳脂肪分を0・5％以上1・5％以下にしたもの。

牛乳の成分調整は脂肪分が中心

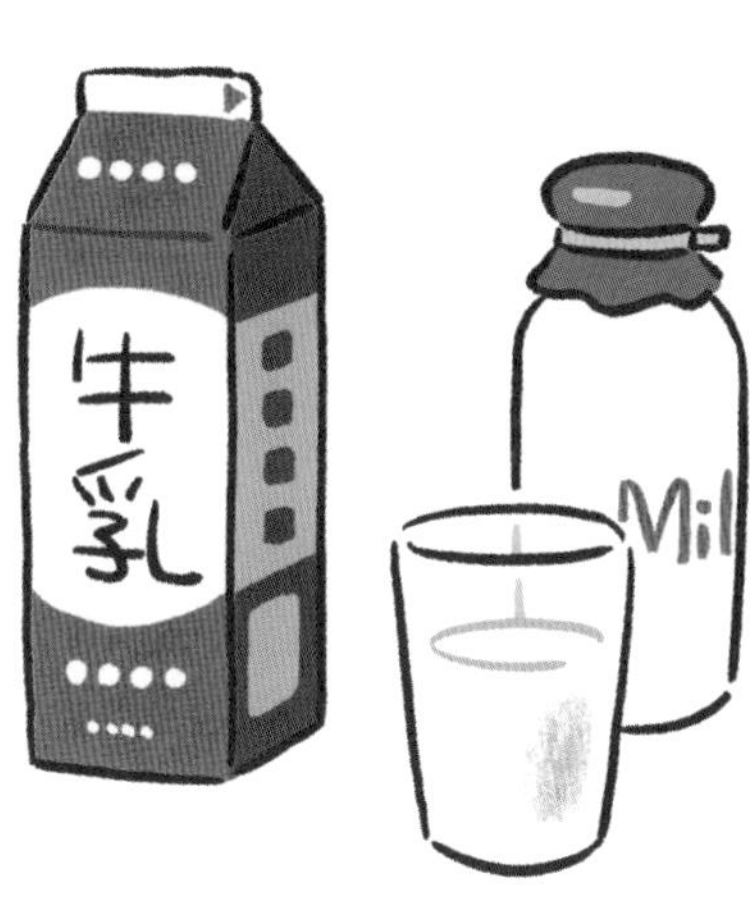

④無脂肪乳…生乳から乳脂肪分のほとんどを除去し、乳脂肪分を0・5％未満にしたもの。

『成分調整牛乳、低脂肪牛乳、無脂肪牛乳ともに無脂乳固形分8・0％以上なので、摂りたいカルシウムやたんぱく質は［種類別］牛乳と同等に摂れます。』（※）

上記の分類から、**牛乳の分類は「乳脂肪の含有量」が大きなポイントになっている**ことがわかりますね。

牛乳の水分を取り除くと、乳脂肪と無脂固形分とに分けられますが、どちらも夏に含有量が低くなり、冬に高くなります。夏場は牛が水をたくさん飲むため、そのお乳である生乳も薄まるのですね。生乳は文字通り、生きているのです。

冬の牛乳は夏より濃厚になる

成分を調整した牛乳には、無脂肪固形分は8・0％以上含まれているので、乳脂肪以外の栄養が極端に減るということではありません。なんとなく「調整しない方が自然で体に良さそう」と感じるかもしれませんが、乳脂肪の摂取を減らしたい方は、低脂肪乳、無脂肪乳を選ぶといいですね。

とくに「冬の牛乳」は夏よりも乳脂肪が多く濃厚ですので、**牛乳をたくさん飲む方は「乳脂肪のとりすぎ」に注意が必要**です。

乳脂肪は動物性脂質なので、「飽和脂肪酸」が多く含まれています。とりすぎると動脈硬化のリスクが高まるので、「健康に良いから」「たんぱく質やカルシウムをたくさん含む飲み物だから」と、がぶがぶ飲むのはおすすめできません。

牛乳も、飲む人の食習慣や健康状態によって、賢く選んでいただければいいと思います。

牛乳の分類は「乳脂肪の量」がポイントに。脂肪分を控えたい人には低脂肪や無脂肪牛乳は良い

※　一般社団法人Ｊミルク「知って納得！牛乳の種類」
https://www.j-milk.jp/knowledge/products/berohe000000p1qx.html

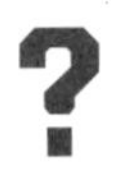

脂肪ゼロのヨーグルトは他の栄養も減ってしまうことはない？

食事全体の脂質量の調整に

ヨーグルトもいろいろな種類の商品が出回っていますね。

低脂肪や無脂肪の乳製品を選んだ方がいいのは、脂質異常症があり太っている方で、肉や魚からも多くの脂質をとっている方や、膵臓の病気などがあって脂質自体を減らす食事療法が必要な方などです。

なんとなく健康に良さそうだからと、「脂肪ゼロ」を謳うヨーグルトを選んでいる患者さんが、「痩せ気味」ということはしばしばあります。エネルギーをしっかり摂取してほしいので、むしろ普通のヨーグルトを食べていただきたいのに、「健康に良さそ

ヨーグルトの種類別栄養成分

100g当たり	エネルギー kcal	たんぱく質 g	脂質 g	カルシウム mg	リン mg	ビタミンB1 mg	ビタミンB2 mg
全脂無糖	56	3.3	2.8	120	100	0.04	0.14
低脂肪無糖	40	3.4	0.9	130	100	0.04	0.19
無脂肪無糖	37	3.8	0.2	140	110	0.04	0.17
脱脂加糖	65	4.0	0.2	120	100	0.03	0.15
ドリンク加糖	64	2.6	0.5	110	80	0.01	0.12

う・悪そう」のイメージは、人々の食品選択に影響を与えてしまうのですね。

さて、ヨーグルトの種類別栄養成分を見比べてみましょう。

低脂肪のヨーグルトに含まれる脂質は、普通ヨーグルトの約3分の1です。しかし、カルシウムの含有量は10mg多いですね。

エネルギー量は減らしつつ、たんぱく質やカルシウムの含有量を損なうことなく、脂質の摂取量を控えることができます。

したがって、ダイエットが必要な方や、脂質異常症がある場合などは低脂肪を選ぶといいですね。

時々「手作りのヨーグルト」を召し上がっている方がいますが、牛乳に乳酸菌を加えて発酵させる場合、低脂肪牛乳などではうまく発酵しません。

したがって、普通牛乳を使うことになるのですが、脂質を多く含みますので、手作りだからといって食べすぎには気をつけてくださいね。

また、発酵の過程で雑菌が入ると、食中毒のリスクも高まります。健康のために手作りヨーグルトをつくっているのに、衛生管理が不十分でお腹を壊しては本末転倒です。とくに夏場は温度管理が難しいので、手作りはほどほどに。

エネルギーは減り、むしろたんぱく質やカルシウムは増える

小腹がすいたとき、食べるならチーズが最適？

1日の塩分摂取量に気をつけたい

チーズは牛乳の栄養をぎゅっと濃縮した、栄養価の高い食品ですね。

少量でたんぱく質やミネラルを摂取できるので、訪問栄養指導の現場でもおすすめすることがあります。とくに、食が細くなり、1日に必要な栄養が十分にとれていない方などには、おやつはスナック菓子などよりもチーズにして、不足する栄養を補うように提案します。

ただし、**チーズには塩分が多く含まれています**。

食が細くなっている方は、食事由来の塩分摂取量も減っていますので、チーズに含まれる塩分が多少多くても、1日の塩分摂取量から見れば問題にならないことがほとんどです。問題は、通常の食事を3食食べているのに、間食でチーズを積極的に食べる場合です。

一般的なベビーチーズは1個約12〜13g。約0・35gの塩分が含まれています。2個食べると0・7g、3個では1gにもなります。

みそ汁1杯の塩分が約1・3gなので、間食にベビーチーズを多く食べた日は、意識的にいつもより汁物の回数や飲む量を減らすなど、いつもの食事でとっている塩分を減らす工夫があるといいですね。

また、チーズの種類や製造方法によって塩分含有量は変わりますので、**比較的塩分含有量の多いチーズとそうでないチーズを使い分ける**のも、ひとつの方法です。

さて、チーズと言えば、岩手県遠野市にあるイタリア料理店「おのひづめ」で食べた手作りのモッツァレラチーズが忘れられません。シェフは遠野市の実家で酪農と農業を営んでおり、そこで搾乳した「搾りたての生乳」を使って、目の前でチーズをつくってくれます。

チーズの種類別栄養成分

20g当たり	エネルギー kcal	たんぱく質 g	脂質 g	カルシウム mg	塩分 g
カマンベール	58	3.5	4.5	92	0.40
パルメザン	89	8.2	5.5	260	0.76
マスカルポーネ	55	0.8	5.1	30	0.02
モッツァレラ	54	3.7	4.0	66	0.04
プロセスチーズ	63	4.3	4.9	126	0.56

そのチーズには、ほとんど塩気を感じませんでした。

それもそのはず、**モッツァレラチーズはチーズの中でも塩分量が少なく、**100g当たり0・2gと、マスカルポーネチーズ（塩分含有量0・1g／100g）に次いで塩分が少ないチーズです。

できたてのぷよぷよとしたモッツァレラチーズの滑らかさと、フレッシュな生乳の香りは、今まで食べたことがないおいしさでした。素材が良いので、最小限の調味でおいしくいただくことができます。

一般的なプロセスチーズに含まれる

塩分は2・8g／100gですから、チーズの塩分が気になる方は、塩分量の少ないチーズを選ぶといいでしょう。

チーズは料理に使うのがおすすめ

主なチーズの栄養量の違いを見てみましょう。1回に食べる目安量として20g当たりの栄養量を、前ページの表にしてみました。

パルメザンチーズは塩分量が多いですが、カルシウムも多いですね。パルメザンチーズは水分含有量が15・4％で粉状ですから、牛乳をもっとも濃縮したチーズと言えます。

対して、塩分がもっとも少ないマスカルポーネチーズは、水分含有量が62・4％で、たんぱく質やカルシウムも少なく、他のチーズに比べると「水分が多く栄養的に薄いチーズ」と言えます。

塩分が少ないことから、果物やスイーツに合うため、お菓子によく利用されます。**熟した洋ナシや桃にマスカルポーネチーズをのせると絶品です。**

塩分の多いチーズは間食に食べるよりも、料理の一部に活用して塩気を活かし、ドレッシングなどの調味料由来の塩分を減らすのがおすすめです。

「パルメザンチーズをサラダにトッピングする代わりに、ドレッシングをかけない」などの工夫ができたら、ドレッシングをかけるより減塩できるかもしれません。

塩分が多いことに注意。
ベビーチーズ3個で塩分1gにもなる

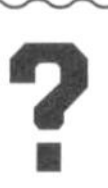

乳製品は1日にどれくらいとればいい？ 逆にとりすぎということはある？

「6つの食品群」での基準

乳製品は栄養価が高い食品ですが、毎日大量に摂取するのはおすすめできません。

では、1日にどの程度摂取すればいいのか？ということですが、具体的な量はそれぞれの食生活を見てみないと、なんとも言えません。

日頃、肉類の摂取が少ない方なら、動物性脂質の摂取が少ないので、乳製品由来の脂質が多少多くても問題ありませんので、「コップに2杯程度は飲んでもいいですよ」とお話しします。

一方、外食でカレーやとんこつラーメンなどの脂質の多いメニューを食べることが多い方には、1日1杯、低脂肪乳をおすすめしたりします。その方の習慣的な食事内容をふまえて提案します。

一般的な「バランスの良い食事」の目安として、日本にはいくつかの「食品群」の考え方があります。文部科学省検定済教科書には「6つの食品群」が取り入れられています。

乳製品は2群「主に身体の組織を作る」に分けられています。2群はカルシウムの摂取源とされており、「牛乳・乳製品・骨ごと食べる魚・海藻類（約20g）」とされています。

成人は男女ともに250〜300g／日となっているので、牛乳や乳製品は1日に200g前後が目安量となります。（※）

したがって、目安としては牛乳をコップに1杯、チーズやヨーグルトを1個食べるくらいでいいですね。

育ちざかりの子どもにはたくさん飲ませたい

12～17歳の成長期の子どもの場合は、2群の1日摂取量の目安は400gとされていますので、**学校給食では牛乳が提供されるのは理にかなっています。**むしろ牛乳をつけないと、必要なカルシウム量が確保できないと言えます。

SNSなどでは「和食メニューなのに牛乳なんて」という意見をしばしば目にしますが、それには栄養的な理由があるのです。学校給食は「レストランの食事」ではありません。子どもの成長に必要な栄養を確保するという、大切な目的があるのです。

少し前に仙台市では、給食のカルシウム含有量が充足できていないことがニュースに取り上げられていましたが、食糧の物価高の中で学校給食の献立を考える管理栄養士の苦労を思うと、いたたまれません。

わが家でも1ℓの牛乳1本が1日でなくなりますが、子ども達がまさにこの範囲の年齢なので、買い物の際は重くても毎回2本購入しています。

乳製品に限らず、それぞれのライフステージごとに必要な栄養量は変わりますので、

6つの食品群

1群

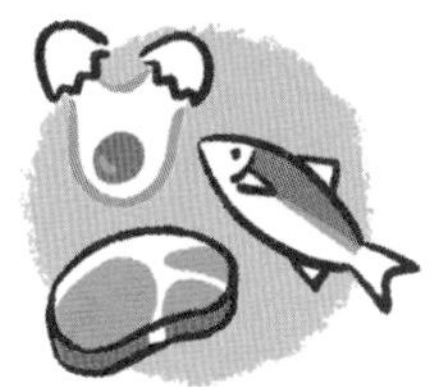

魚、肉、卵、
豆、大豆製品

2群

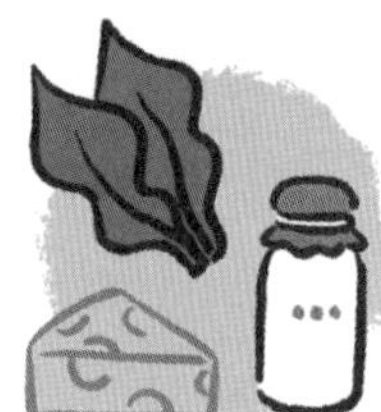

牛乳、乳製品、
小魚、海藻

3群

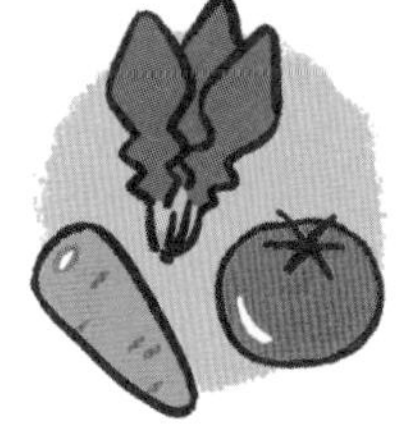

緑黄色野菜

4群

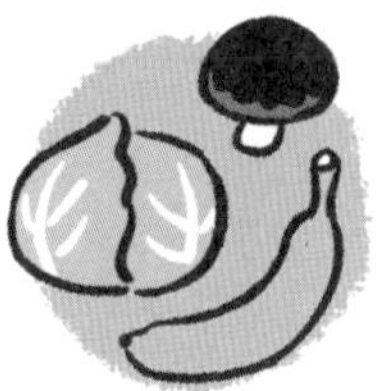

淡色野菜、
果物、きのこ

5群

穀類、芋類、
砂糖

2群

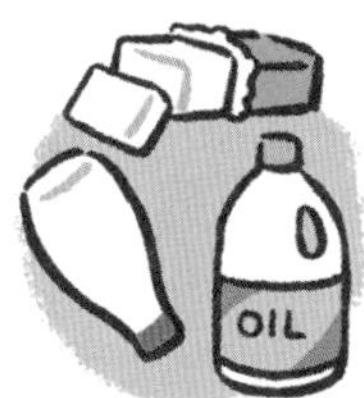

油脂

「どのくらい食べたらいいのだろう」と悩んだときには、「6つの食品群」や「4つの食品群」「食事バランスガイド」などを参考にすると、目安量がわかります。

肉をあまり食べず動物性脂質の摂取が少ない人で、牛乳コップ2杯ほどが目安

※ 大石恭子ほか「「改訂　六つの食品群別摂取量のめやす」の策定」『日本家庭科教育学会誌　2020年63巻2号』日本家庭科教育学会　p69-78

第7章

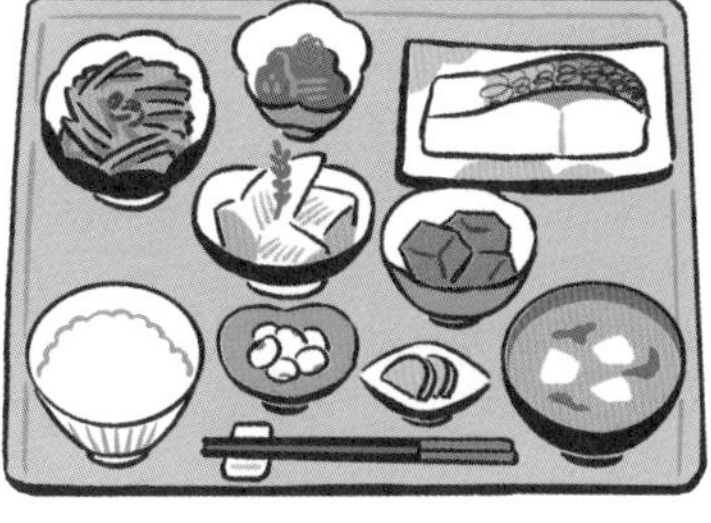

調味料・味付けの大誤解

砂糖は白砂糖より黒砂糖やオリゴ糖。塩は天然塩や岩塩がいい？

調味料の種類によってどれくらい栄養が変わるのか

栄養指導をしていると、調味料に強いこだわりのある方がいらっしゃいます。私は白砂糖も使いますし、塩も普通の食卓塩を使います。世の中には「天然塩」や「岩塩」などいろいろな塩がありますが、こういった調味料には栄養的にどの程度の違いがあるのでしょうか。

よく聞かれるのは「白砂糖は健康に悪い」とする言説ですが、そもそも白砂糖とは白く色を付けたり漂白剤で脱色したりしたものではありません。不純物が取り除かれて精製された砂糖の結晶が白く見えるのは、氷が白っぽく見えるのと同じです。

各砂糖の成分

10g当たり	エネルギー kcal	糖質 g	カルシウム mg	マグネシウム mg
黒砂糖	35	8.9	24	31
てんさい含蜜糖	35	8.5	Tr	0
上白糖	39	9.9	1	Tr
きび砂糖	39	9.9	23	15

三温糖は、煮詰めてカラメル色素が生じた砂糖なので、茶色っぽい色をしています。つまり、砂糖が焦げた色なんですね。

「天然塩やきび砂糖などには、豊富なミネラルが含まれている」という謳い文句をよく見かけますが、塩や砂糖などの調味料に含まれるミネラルは微々たる量です。

塩に含まれるミネラルはほとんどが「ナトリウム」ですね。嘘ではありません。

たしかに、ナトリウムという豊富なミネラルが含まれているのは事実です。しかし、ここで言うところの「ミネラル」は、どうやらカルシウムやマグネシウムなどのことを指すようです。

ナトリウム純度の高い「食塩」10gに含まれるカルシウムは、2・2mg。同量の「あら塩」に含まれるカルシウムは、5・5mgです。

たしかに比較をすると、あら塩のカルシウムが多いとは言えますが、10gはmgに換算すると10000mgですから、この中の5・5mgということになり、「豊富」とは言い難いですね。

岩塩などは結晶化しているものですから、海水から採取した塩よりもナトリウムの純度が高いため、ほかのミネラルの含有量はさらに微々たるものです。

ミネラル豊富でも黒砂糖を100gも食べられない

砂糖類では、黒砂糖はほかの砂糖に比べると、ビタミンやミネラルを多く含んでいます。なんと100g当たりのカルシウム含有量は240mgであり、同じ重さの牛乳をしのぐ量です。

しかし、100gもの黒砂糖を食べると、352kcalもエネルギーを摂取してしまいます。ミネラルが豊富だからと、黒砂糖をぽりぽりと食べていたら、ご飯1杯分ものエネルギーを摂取してしまうかもしれません。**ミネラルは別の食品からとった方が、効**

率的かつ健康的ですね。

また、機能性のある甘味料もいろいろな種類があります。

整腸作用があると言われるオリゴ糖や、糖質ゼロの人工甘味料などを日常的に利用されている方も多いですね。

オリゴ糖は食べすぎるとお腹を壊すこともありますので、使用する砂糖をすべて置き換えるとお腹がゴロゴロするかもしれません。

ミネラルやカルシウムを含んでいても、微々たる量。
日々大量に使うものではないので、影響は少ない

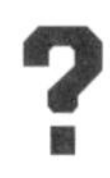

和食は油っぽくなく、野菜多めでヘルシー？

塩分の多い醤油や味噌が多用される

和食は世界的に健康的なイメージが強いですが、欠点をあげるとすると、塩分量が多いということです。

管理栄養士は病院や施設などの給食を考えますが、献立を立てる際にすべての食事を和食にすると、醤油や味噌を多用するため塩分量が多くなります。**日本人は塩分摂取の6割を調味料からとっている**というデータもあります。（※）

一般的な和食の朝食では、味噌汁に納豆や焼き魚、小鉢におひたしや煮物といった

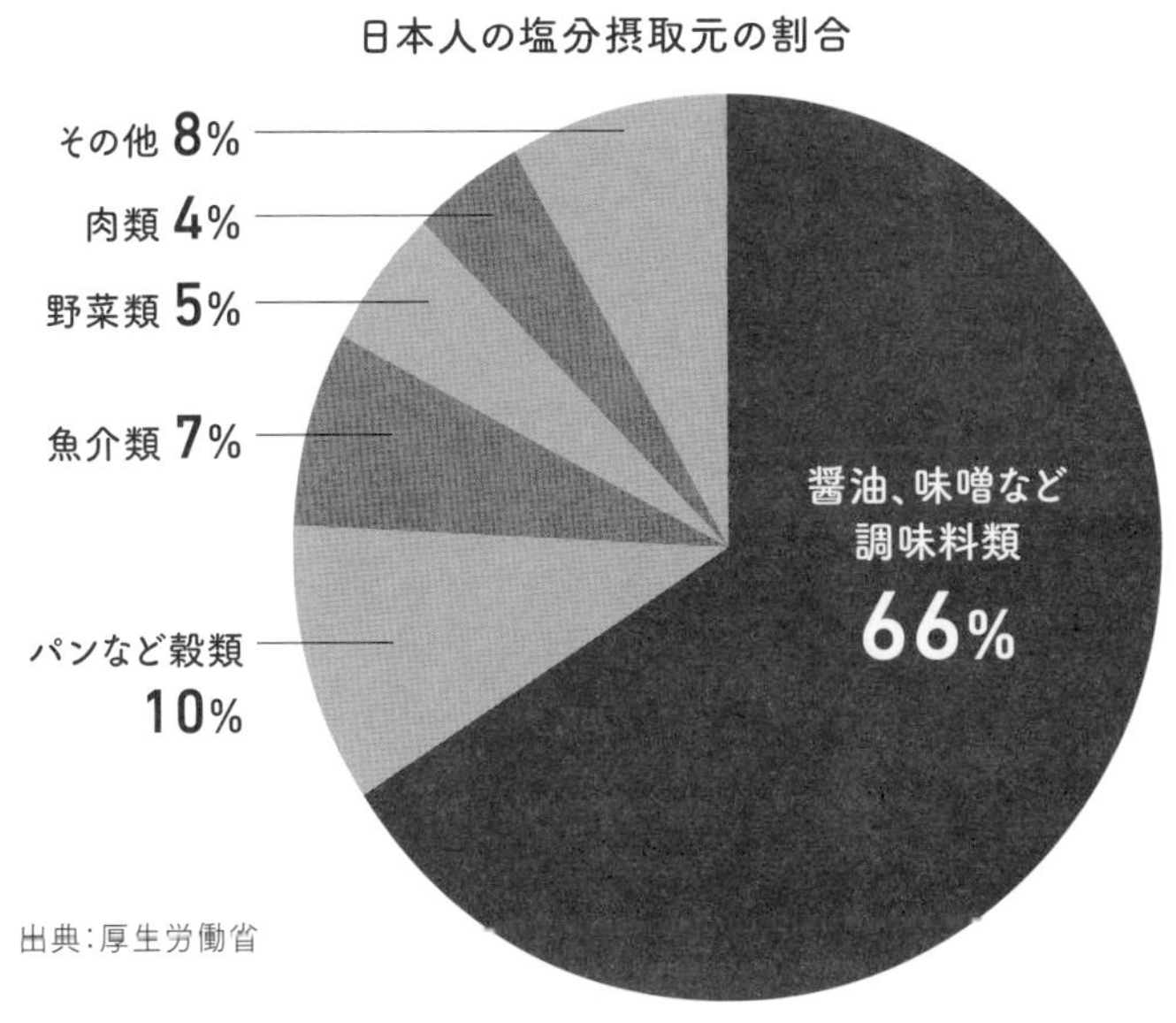

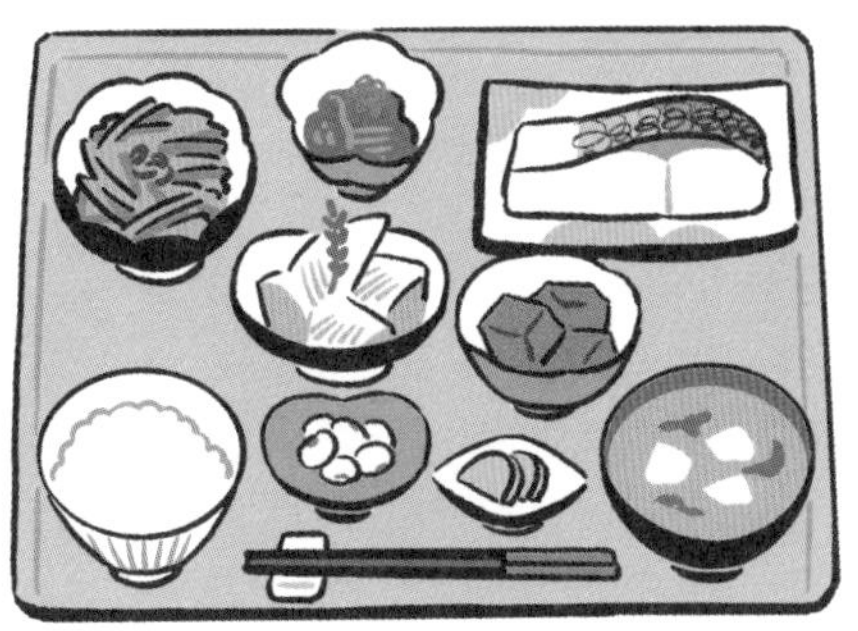

健康的に見えても塩分たっぷり御膳…??

具合ですが、ご飯以外にはすべて何らかの調味料を使います。

洋食でもサラダにドレッシングなどをかけますが、醤油に比べると塩分は控えめです。マヨネーズなら、さらに塩分は少ないのです。和風の味付けはなんとなく「健康そう」に感じますが、実はそうとも限らないのです。

病院給食をつくる厨房では、減塩指示のある患者さん向けの食事は、味噌や醤油を減塩のものに変えて、鍋を別に分けて煮物や汁物をつくっています。

かつて減塩醤油は普通醤油よりも味が落ちると言われていましたが、最近はほとんど遜色なくなってきました。調味料からの塩分量が半分になるだけでも、全体の塩分摂取量がかなり少なくなります。

ただし、これらの減塩調味料は塩化ナトリウムの代わりに塩化カリウムが添加されていることがほとんどです。カリウム制限のある方は、必ず管理栄養士に相談してから使ってくださいね。

また、**どんなに薄味にしていても、野菜料理を大量に食べると、塵も積もって塩分**

過多になります。「野菜は食べれば食べるほど体に良い」と思っている方がいますが、調味料を使うなら、1食量を常識の範囲にとどめていただく方が無難です。

塩分濃度計を使うのも一法

汁物はだしを効かせて、具沢山にすることで汁の体積を減らすことができます。イメージとしては、汁がメインというより「具材をたっぷり食べるための一品」にしていただくのがおすすめです。

たくさん汗をかいた夏の日は、塩分を含む汁物をいつもより多めにとってもいいですが、そうでない場合は毎食食べると、1日の塩分摂取量が多くなってしまいます。一般的に、味噌汁の塩分濃度は約1％程度とされています。人がおいしいと感じる塩分濃度は、体液の塩分と近いそうです。

もし自分のつくった味噌汁の濃度が気になる場合は、市販の塩分濃度計を使うと目安になります。

仮に150㎖の味噌汁の塩分濃度が1％だったとすると、その味噌汁を全部飲むと

1・5gの塩分を摂取したことになります。半分残せば、その半量になります。

醤油や味噌を使うため、塩分量が多い。
減塩醤油を使ったり、味噌汁は具沢山にして

※ 国立健康・栄養研究所 栄養疫学・食育研究部「日本人はどんな食品から食塩をとっているか?—国民健康・栄養調査での摂取実態の解析から—」
https://www.nibiohn.go.jp/eiken/chosa/pdf/info20171113.pdf

?

ぬか漬けなど、発酵食品は体に良い?

きゅうりは生で食べるより栄養価が上がるが…

かつて、長期療養型病院に勤務していた頃のこと。夏になると、その病院では常食の患者さんにぬか漬けを提供していました。

肘までつかる大きなぬか床は、毎年ぬかを継ぎ足して引き継がれてきた年代物です。素手でしっかり底から攪拌(かくはん)して表面をならしたら、塩で板ずりしたきゅうりを10本、縦に挿して一晩おきます。

朝になるとおいしい浅漬けが出来上がっています。5㎜ほどに斜めにカットして1人3~4切れになるよう盛り付けます。もともとぬか漬けが苦手だった私でも、とてもおいしくいただきました。

ぬかには、ビタミンB群の栄養が豊富です。それが漬けた野菜にしみ込んで、きゅうりなどは生で食べるよりも栄養価が上がることはよく知られています。

ただし、ぬか漬けには塩分が多く含まれています。

発酵食品は体に良いからと、ぬか漬けをお皿いっぱいに盛り付け、いつも食卓に並んでいるお宅がありますが、どのくらい食べたかわからなくなってしまうので、そういった食べ方はおすすめできません。

病院給食で出されていたように、小皿に3〜4切れ程度に盛り付ければ、食べすぎ防止になります。

ひとり暮らしの方は、ついついたくさんの野菜を漬けてしまいがちですので、「漬けすぎ」にも要注意です。**一定期間で食べきれる分を漬ける**ことが大切です。

酵母にはプリン体が多く含まれている

また、発酵に必要な「酵母」にはプリン体が多く含まれており、尿酸値が高い方は

「発酵食品は健康に良いから、たくさん食べてもいいだろう」と考えるかもしれませんが、プリン体は思わぬところにも含まれているのです。

発酵食品が体に良いからと、イカの塩辛を食べすぎてしまっては、通風が悪化する可能性があります。**「プリン体ゼロのビール」を飲みながら、プリン体の豊富な発酵食品を食べていては本末転倒です。**

ぬかにはビタミンB群が豊富。
ただし塩分が多いので3~4切れ程度で

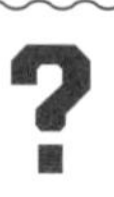

マヨネーズはやめて、ノンオイルドレッシングを使うべき？

大さじ1杯のマヨネーズの塩分はたったの0・2g

マヨネーズは「カロリーが高い」というイメージが定着しているせいか、ダイエットや健康維持のためには避けるべき調味料として、認識されているのではないでしょうか。

たしかにエネルギー量が高いため、ダイエットには不向きかもしれませんが、実は塩分が少ない調味料なのです。

マヨネーズには、大さじ1杯（12g）で80㎉ものエネルギーがあります。少量でもか

調味料のエネルギーと塩分比較

大さじ1杯当たり	重さ g	エネルギー kcal	塩分 g
マヨネーズ	12	80	0.2
フレンチドレッシング	15	50	0.9
ノンオイル和風ドレッシング	15	12	1.1
中華ドレッシング	15	36	0.8
サウザンアイランドドレッシング	15	59	0.5
ケチャップ	18	19	0.6
醤油	18	14	2.6

出典:『調理のためのベーシックデータ第6版』女子栄養大学出版部

なりのエネルギー量ですね。

食が細くなってきた高齢の方や、部活などで激しいスポーツをする方、重労働の仕事をしているなど、**エネルギー消費の激しい方には、上手にマヨネーズを使っていただきたい**です。

以前、訪問していたある患者さんは、食べられる量が減って十分に栄養がとれていないにもかかわらず、「ノンオイルドレッシング」のかかったサラダを出されていました。

食べるなら、なるべくエネルギーのある調味料を使った方がいいので、マヨネーズやオイルを使ったドレッシングを使っていただくように、ご家族にアドバイスしました。

ノンオイルドレッシングの成分表示を見ると、通常1回に使う量の「大さじ1杯」に12㎉しかありません。しかし、大さじ1杯に1・1gの塩分を含んでいるのが気になります。

マヨネーズは同じ大さじ1杯でも塩分は0・2gしかありません。**ノンオイルドレッシングの塩分量は、マヨネーズに含まれる塩分量の実に5倍以上です。**

あぶら＝不健康とは限らない

とはいえ、やはりマヨネーズをたっぷり使うのはエネルギーが多くなるので気になる……という方には、**マヨネーズとケチャップを合わせた「オーロラソース」**はいかがでしょうか。

ケチャップに含まれる塩分はマヨネーズよりは少し増えてしまいますが、エネルギー量は同じ量で約4分の1に抑えることができます。

さて、大さじ1杯80㎉のマヨネーズと、同じ量で12㎉のノンオイルドレッシング。その差68kcal。ご飯に置き換えると、約40g程度です。ご飯2〜3口分のエネルギーを浮かせるために、塩分を多くとってしまっていると考えると、「ヘルシー」だとは言い切れないのではないでしょうか。

「ノンオイルだから」と、ついつい多くかけてしまうこともあるでしょう。あぶら＝不健康とは限りません。油（脂質）は食べる人や条件によって、必要な調味料のひとつになるんですね。

マヨネーズはエネルギーは多いが塩分が少ない。ノンオイルドレッシングはエネルギーは少ないが塩分5倍

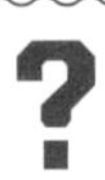

香辛料で減塩できると聞くが、上手な使い方がわからない…

塩味を感じる範囲の実験

栄養指導では、「減塩の工夫」として、スパイスや香草などの香辛料の活用をすすめることがあります。

七味や山椒を肉や魚にまぶして香味焼きにすると、醤油や塩をたくさんかけなくてもおいしく食べることができます。大葉や三つ葉などの香味野菜をたっぷりのせてもいいですね。

レモンや柚子など酸味のある柑橘類と減塩醤油を合わせて、「手作りポン酢」を調理指導したこともあります。

薬味やスパイス、柑橘で風味を出す

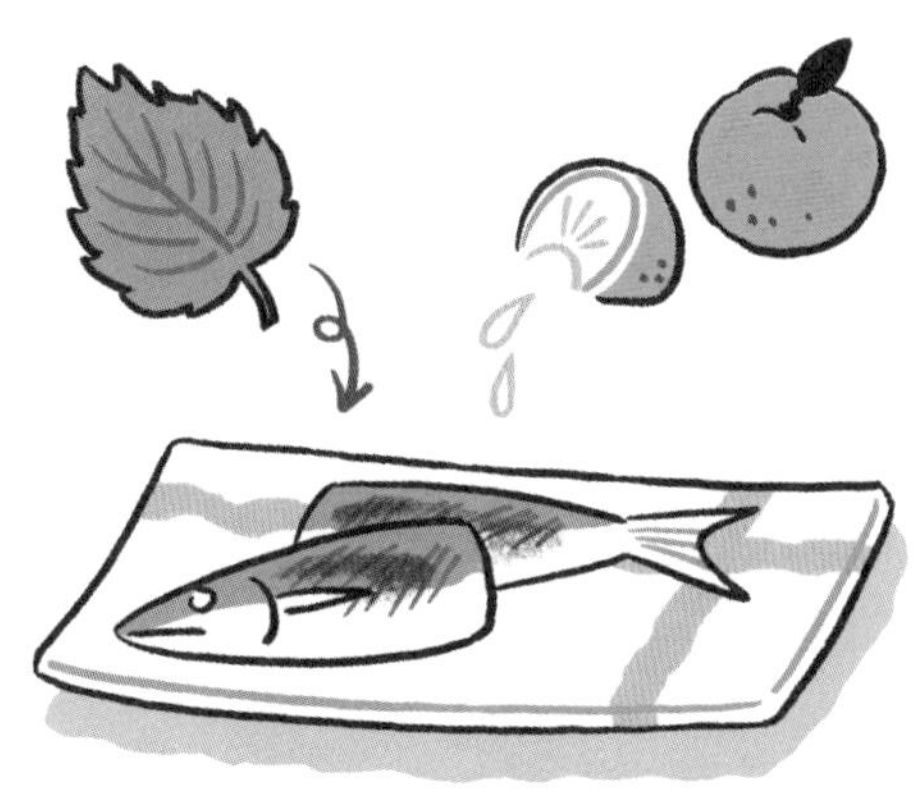

ある研究では、39名の高齢者にハーブ入り、ハーブなし、ハーブとスパイス入りの3種類のホワイトソースを、それぞれ5種類の塩分濃度を変えたものを用意し、塩味を感じる範囲を調べました。

すると、ホワイトソースにハーブとスパイスを加えたものは、塩分量の違いを判別しにくくなることがわかりました。ハーブだけを加えたホワイトソースでは、多くの方が判別できたということです。

これは、「スパイス」の添加が高齢者の塩分摂取量を減らすのに有効かもしれないことを表しています。

塩分量が少なくても、ソースの塩気の判別がつきにくいということは、塩分量を減らしてもおいしく食べられる可能性があります。(※)

醤油で煮た煮魚より、食べるとき柚子胡椒を少量つける焼き魚

ホワイトソースにスパイスを混ぜるなんて、おもしろい研究ですよね。

日本には七味や山椒などのスパイスがありますが、手軽にスパイスを取り入れるには**「表面にまぶす」**ことを意識していただくといいと思います。塩分は舌で感じ取るものですが、食べ物の表面に塩がある方が塩味を感じやすくなります。

これは専門的には「表面味にする」と言いますが、白いご飯に塩を混ぜ込んでしまうのと、握ってから塩をまぶすのでは、後者の方が塩分を強く感じます。醤油で煮た「煮魚」よりも、「焼き魚」にして表面に柚子胡椒を少量つけて食べるなど。七味や大葉の千切りをまぶして焼いてもいいですね。

私が訪問している、ある患者さんは**だしパックの粉を和え物に活用し、「うま味」の**

力で減塩に取り組んでいます。この「うま味」は日本特有のもので、スパイスとはまた違ったものですが、これも減塩の工夫と言えます。

「表面味にする」のがポイント。肉や魚はまぶして焼いたり、最後の仕上げにかけたり

※ María Laura Montero, et al. Saltiness perception in white sauce formulations as tested in older adults;Food Quality and Preference Vol.98 June2022,10452

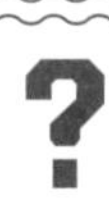

「酢を毎日飲むと健康になる」は本当？

酢の物や甘酢あんかけなど酢を使った料理でも

いつからか、私の父が「酢は体に良いから毎日飲む」と言って、酢を飲むようになりました。

その効果は「酢酸（さくさん）」によるものと言われていますが、この酢酸は体内でつくることができます。脂肪を分解した脂肪酸から生成され、エネルギー源として利用されます。体内でつくられる酢酸にはさまざまな生理機能がありますが、外から酢酸をとることにどれほどの健康効果があるのでしょうか。

酢酸を摂取すると、肥満の抑制につながるといったデータや、肥満による糖尿病の予防効果も期待されています。

ある研究では、175名の肥満の男女を肥満度別に3群に分けて、酢酸が入っていない500mℓの飲料と、30mℓの酢酸を加えた500mℓの飲料を12週間にわたり飲んでもらったところ、その後の内臓脂肪面積、ウエスト周囲径、血清トリグリセリド値（血清脂質）が酢酸を飲んだ群で低下していたことが明らかになったそうです。（※）

どうやら、酢酸は健康効果が期待できそうです。

この研究では**たった30mℓ、大さじ2杯の摂取で違いが現れた**ということなので、食事とは別にわざわざ酢を飲むというより、酢の物や甘酢あんかけや酸味のある果物などを料理やデザートなどに活用し、「おいしく酢を食べる」方法でもよさそうな気がします。

砂糖添加の食酢には注意

「酢水」を飲むことに意味があるのかもしれませんが、個人的にはおいしい料理で酢を摂取したいものです。

最近は、酢を飲みやすくするために砂糖が添加された食酢もありますので、酢は健康的だからとコップに何杯もがぶがぶ飲むのは、かえってエネルギーのとりすぎになる可能性があります。

また、この研究では「肥満の成人」のみを対象に行われました。もともと標準体重の方が酢を飲んだ場合に、どれほどの効果があるのかはわかりません。

夏はレモンを絞った炭酸水、冬は柚子を絞ったスープで水分をとれば、自然に酢酸を摂取できますね。

「酢酸」は肥満抑制効果が。
酢を飲まずともレモンを絞った炭酸水でもいい

※ Tomoo Kondo et al.Vinegar Intake Reduces Body Weight, Body Fat Mass, and Serum Triglyceride Levels in Obese Japanese Subjects;Bioscience, Biotechnology, and Biochemistry, Volume 73, Issue 8, 23 August 2009, Pages 1837–1843

?

オリーブオイルより質の良い油はない？

サフラワー油とハイオレイックひまわり油

オリーブオイルは体に良いからと、飲み物に入れてまで摂取する方もいます。近年、オリーブオイルは「健康代表オイル」のような扱いです。

さて、ここで脂肪酸の成分表の出番です。オリーブオイルの大きな特徴は、一価不飽和脂肪酸が豊富で、飽和脂肪酸が少ないことがあげられます。オリーブオイルの脂肪酸組成に似た油を探してみます。

オリーブオイル100gに含まれる一価不飽和脂肪酸（オレイン酸）は73000mg。これに匹敵するオレイン酸を含む油は、サフラワー油とひまわり油（ハイオレイック）

脂質とその構成

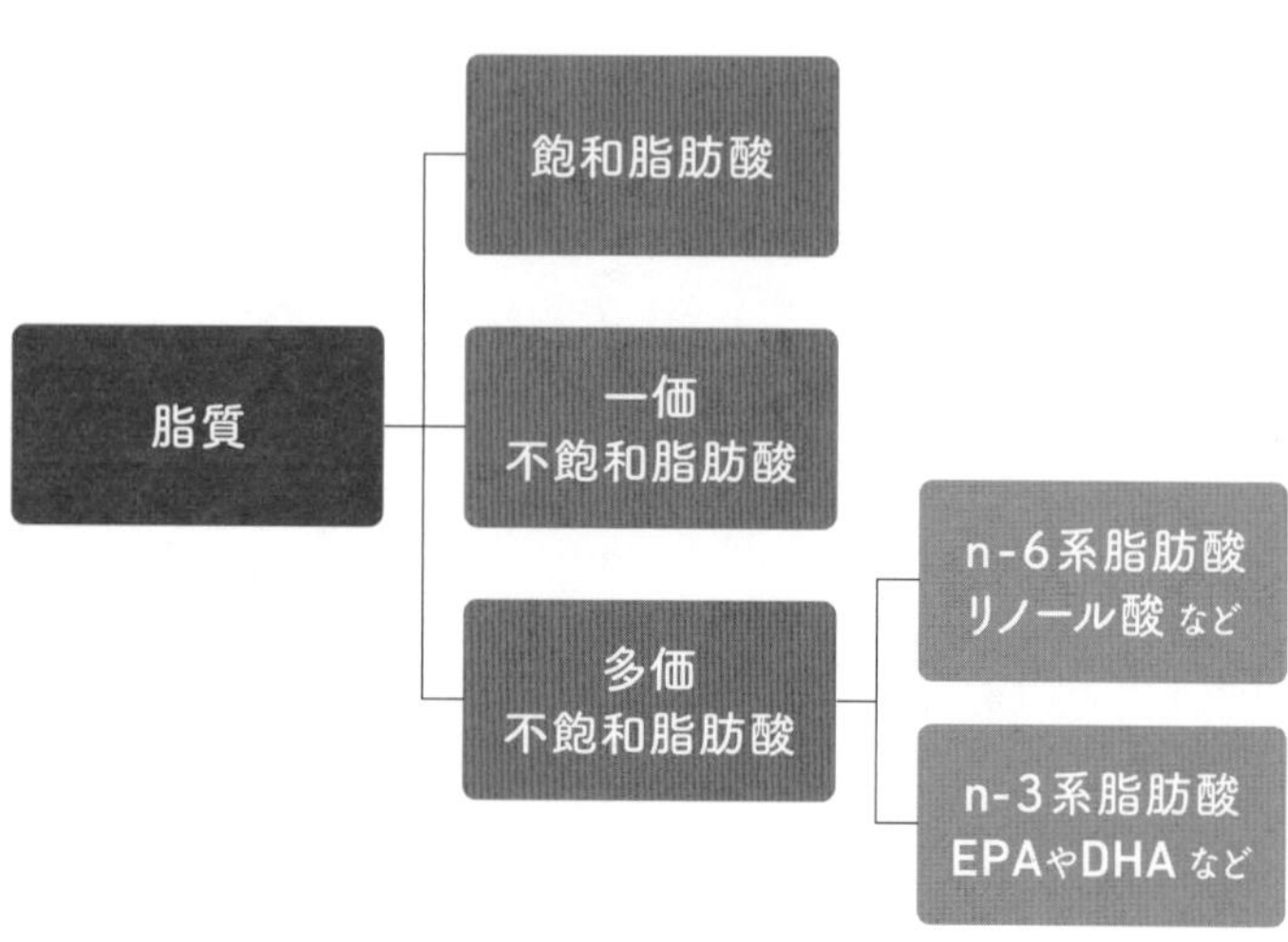

です。サフラワーとは紅花のことです。どちらも飽和脂肪酸の含有量は少ないので、オリーブオイルに似た脂肪酸組成であると言えます。

スーパーの油売り場を歩くと、たくさんの種類の油があって迷ってしまいますね。

ごま油やなたね油など、日本で昔から使われている植物性油もオリーブオイルに負けず劣らず不飽和脂肪酸の含有量が多い油です。

牛脂やラードなどの動物性の油から、オリーブオイルなどの油に変えて調理をするのは健康に良いと言えますが、**す**

べての油をオリーブオイルに変える必要はありません。

ごぼうのきんぴらをつくるのにオリーブオイルを使っては、思い描いている味にならないので、私はどんなにオリーブオイルが体に良いとわかっても、きんぴらにはごま油一択です。

ごま油、なたね油に加えて、くるみも良質な脂質

様々な研究から、オリーブオイルを多用する地中海式の食事が良いと言われていますが、日本食も地中海式の食事と似ているところが多いのです。

地中海食では、豆類、全粒穀物、果物、ナッツ、野菜、魚が多いこと、飲酒量が適度であることが特徴です。古来の日本食に似ていますね。

日本で自生するナッツと言えば「くるみ」ですね。以前、長野県上田市を訪れた際に「くるみ蕎麦」をいただきました。くるみペーストを使ったタレで食べるお蕎麦はとてもおいしかったです。

青菜のくるみ和えや、くるみゆべしなど、日本各地でたくさん採れるくるみを使った料理や和菓子は豊富です。**くるみの脂肪酸組成を見てみると、多価不飽和脂肪酸の**

比率が多いことがわかります（全体の約50％）。

日本には、和食や和菓子の食文化があり、季節ごとの魚介類や野菜が豊富です。植物油もいろいろな種類があります。わざわざ遠いヨーロッパ式の食事に変える必要はないのではないでしょうか。

ごま油も不飽和脂肪酸が多い。
和食にまでオリーブオイルを使わなくていい

？

マーガリンのトランス脂肪酸は体に毒？バターに変えた方がいい？

日本人はトランス脂肪酸をあまりとっていない

マーガリンと言えば、「トランス脂肪酸」が健康に与える影響を心配する方も少なくないでしょう。

不飽和脂肪酸には、構造の違いで「シス型」と「トランス型」があります。トランス脂肪酸は自然に生成されるものもありますが、油脂類の製造工程の中で生成されるトランス脂肪酸は、とりすぎると心臓病のリスクが高まるとされています。

WHOはトランス脂肪酸の摂取量を「総エネルギー摂取量の1％に相当する量」よりも少なくすることをすすめています。たとえば、1日で2000kcalのエネルギーを摂取している人の場合、トランス脂肪酸由来のエネルギーを20㎉より少なくする、ということになります。トランス脂肪酸の量に換算すると約2gです。

では、日本人はどの程度のトランス脂肪酸を摂取しているのでしょうか。農林水産省が調べた調査によると、日本人1人1日当たりの平均的な量は、0・92～0・96グラムであると推定しました。(※)

つまり、**平均的な食事をしている日本人が摂取しているトランス脂肪酸の量は、WHOが推奨する上限量の半分程度**だったのです。

トランス脂肪酸を含むマーガリンなどを、日常的にどの程度摂取しているのかを知ることが

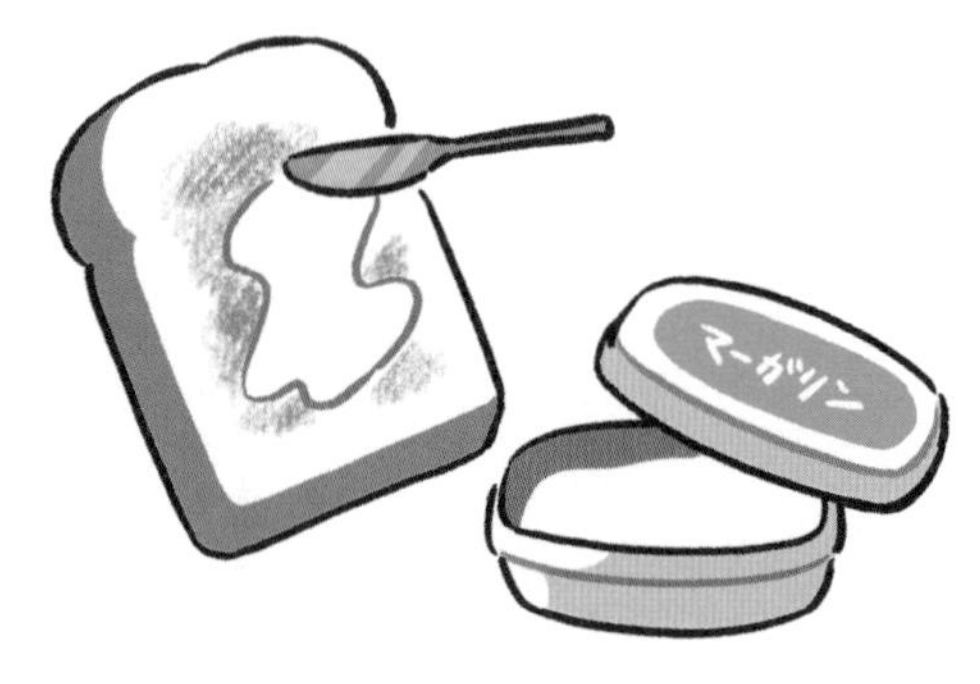

大切です。毎日、マーガリンを何百gも摂取している人は、トランス脂肪酸のとりすぎになるかもしれませんが、朝食のトーストにマーガリンを10gほど塗る程度なら、そんなに大騒ぎするほどの量は入っていません。

また、**近年は加工技術が進化したため、マーガリンに含まれるトランス脂肪酸が低減**しています。

国によるトランス脂肪酸含有量の調査結果によると、平成26・27年度のマーガリン46点に含まれるトランス脂肪酸の中央値は0.99g／100g。平成18・19年度のバターに含まれるトランス脂肪酸の中央値1・9g（13点・100g当たり）よりも下回っています。（※）

したがって、トランス脂肪酸を気にして、マーガリンからバターに置き換える必要はなさそうです。かくいう私も、朝はトースト派ですが、この情報を知ってからは安心してマーガリンを使用しています。

ただし、菓子類などから多量のトランス脂肪酸をとっている方もいるかもしれません。マーガリンやバター、ショートニングを使用した加工品は、食べすぎに注意が必要です。

朝食のトーストに10ｇくらいでは大した量は入っていないので安心して

※ 日本マーガリン工業会「トランス脂肪酸の低減について」
https://j-margarine.com/newslist/news18/

？
アマニ油など「高機能な油」は日々の食事にプラスで摂取したい？

一概に良い油、悪い油と決めつけられない

アマニ油やココナッツオイルもなんとなく体に良さそうだから、食事とは別に摂取しているという話を聞くことがあります。これらの油は、他の油に比べるとやや割高で、コーヒーなどの飲み物に入れて飲むといいと聞きますが、本当に必要なのでしょうか。

こうした「体に良いからプラスする」という食べ方を、ご自身の摂取量が目安より多いのか少ないのかわからないままで取り入れるのは、おすすめできません。車のガソリンタンクにどの程度ガソリンが残っているのかわからないのに、ガソリンをやみ

くもに注入するようなものです。

ガソリンが多い場合はタンクからあふれ出ますが、人間の場合、体内で余った過剰なエネルギーは毛穴から出てくるわけではありません。「体脂肪」に変えられてしまいます。

「健康に良いらしい油」を食べすぎて、体内で「体脂肪」に変えられてしまうなんて、せっかくの努力が仇になってしまいますね。


さて、アマニ油ですが、たしかに脂肪酸組成を見てみると、多価不飽和脂肪酸であるリノール酸やα-リノレン酸が豊富です。とくにα-リノレン酸はn-3系多価不飽和脂肪酸であり、体内で合成できない必須脂肪酸です。

そういった特徴から、アマニ油の良さが広まっていると考えられます。ココナッツオイルは「やし油」や「パーム油」などのことですが、飽和脂肪酸の含有量が高いので、脂質異常症がある方にはあまりおすすめできません。


油を賢く摂取するポイントは、「新たに食事にプラスする」よりも「置き換える」ことです。**動物性脂肪から植物性脂肪へ、飽和脂肪酸よりも不飽和脂肪酸へ置き換える**ことで、健康効果が期待できます。

しかし、飽和脂肪酸も体にとって大切な働きをします。安易に油を良い油、悪い油と決めつけることのないようにしたいものです。

どんな油もとりすぎれば体脂肪に。
普段使っている油と「置き換える」のが賢明

第8章

お菓子・お酒の大誤解

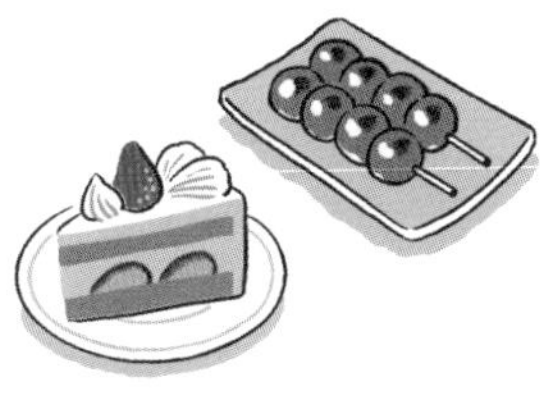

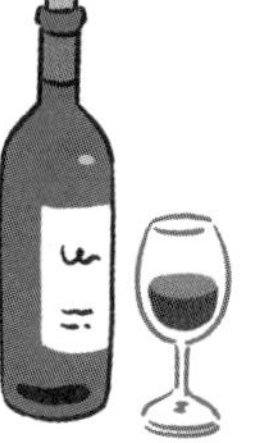

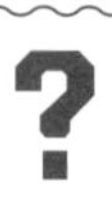

おやつに食べるなら、生クリームたっぷりの洋菓子より和菓子？

あんこには豆と同量くらいの砂糖を加える

栄養指導をしていると、「おやつを食べるなら、どんなものがおすすめですか？」と聞かれることがあります。和菓子は油脂類が少ないから、なんとなく健康に良さそうだと感じる方もいらっしゃるでしょう。

しかし、**和菓子は油脂分が少ない代わりに糖質が多く、空腹時に食べると血糖値が急上昇してしまいます。**その方の健康状態を考慮して、和菓子よりもむしろホイップクリームがトッピングされたプリンをおすすめすることもあります。

ケーキとみたらし団子、どちらが糖質が多い？

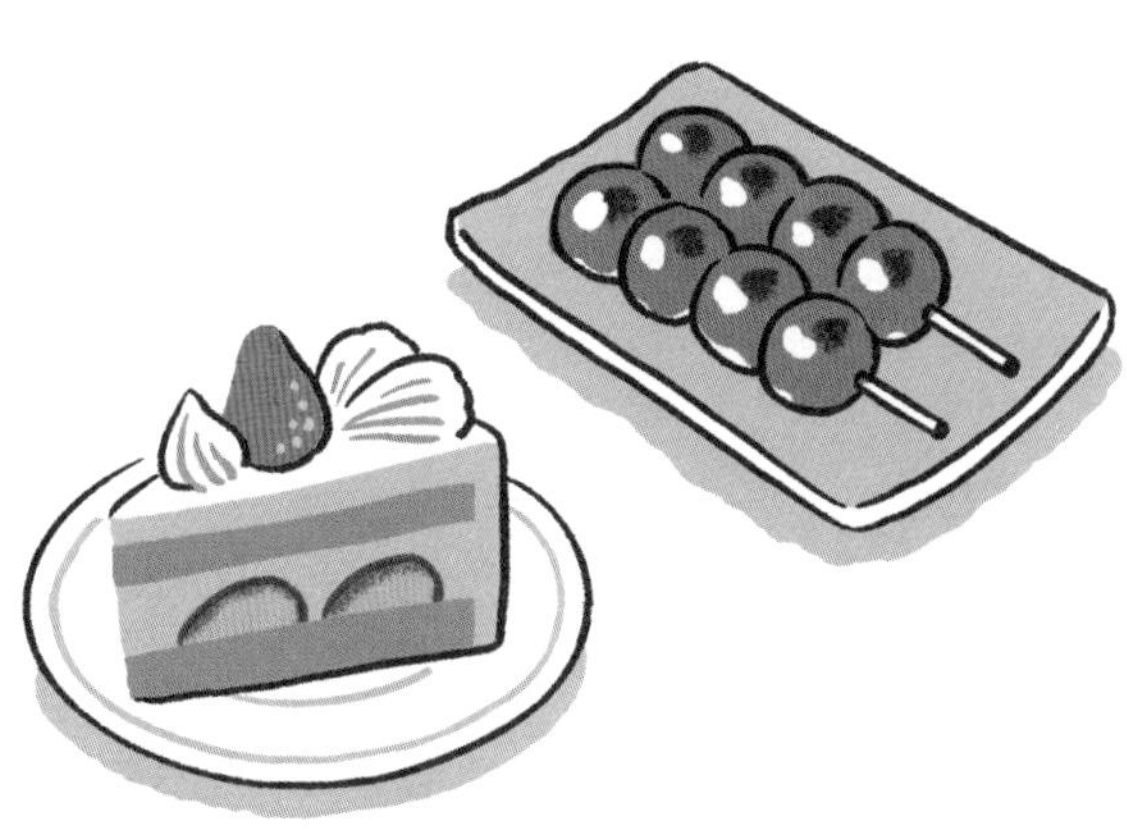

洋菓子は、たくさんのバターや卵、小麦粉、砂糖を使いますね。

和菓子は、お米の粉（上新粉や白玉粉、道明寺粉など）を使っており、みたらしをかけたり、あんこで包んだりします。

ごまやくるみを使ったあんの場合は、植物性の脂質が多く含まれています。

あんこをつくったことがある方は、おわかりだと思いますが、あんこには豆と同量かそれ以上の砂糖を加えます。

たっぷりのあんこを使った和菓子は、サイズによってはご飯茶碗1杯以上の糖質が含まれているかもしれないので、前後の食事で調整するなど、糖質のとりすぎに注意が必要です。

洋菓子でも、牛乳やチーズをたっぷり使ったお菓子の場合は、動物性脂肪が多い反面、カルシウムが豊富なので、子どものおやつにおすすめすることがあります。

とくに、小食で成長に必要なエネルギーが十分にとれていない場合は、**クリームチーズを使ったレアチーズケーキなどは、少ない量でもたくさんの栄養がとれます。**牛乳を使ったパンケーキは食事にしてもいいですね。

ずんだ餅は枝豆の葉酸がとれる

牛乳を飲むとお腹がゴロゴロして飲めない方がいらっしゃいますが、牛乳に含まれる乳糖を分解する力が低いことが原因です。

牛乳をチーズなどに加工すると、比較的乳糖が少ないので、牛乳をそのまま飲むより下痢が起こりにくいとされています。そういった方はチーズやヨーグルトのお菓子からカルシウムを摂取してもいいですね。

和菓子でも仙台名物の「ずんだ餅」は、たっぷりの枝豆を擦りつぶしてつくる「ずんだあん」を、お餅にたっぷりとかけます。

枝豆には水溶性のビタミンである「葉酸」が豊富です。葉酸が豊富なブロッコリー（茹で）1食分（約50g）に含まれる葉酸は60μgですが、ずんだ餅1個分の枝豆（約50g）には葉酸が130μg含まれています。

洋菓子にしろ和菓子にしろ、**単なる甘い嗜好品という役割以外にも、「不足しがちな栄養を補う」という視点で選んでみる**と、健康的なおやつの選択ができるのではないでしょうか。

和菓子は糖質が多い。
牛乳やチーズを使ったお菓子はカルシウム補給になる

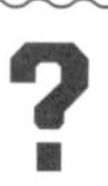

スナック菓子は体に悪いから、食べてはいけない？

「だらだら食べ」をしないようにしたい

スナック菓子は体に悪いと思いながら、ついつい手が伸びてしまい、気づいたときにはポテトチップスを1袋食べてしまった……ということはありませんか。管理栄養士の私でさえ、わかっちゃいるのにやめられず、夕食前にもかかわらずビールのお供にスナック菓子を食べてしまうことがあります。

スナック菓子の多くは油で揚げてあるため、脂質が多く、さらに塩分をきかせていることから塩分過多になりがちです。また、歯ざわりが軽くサクサクと食べられるので、1袋でご飯茶碗1杯分以上のエネルギー量になるものも。

スナック菓子は食べきりサイズの小袋で

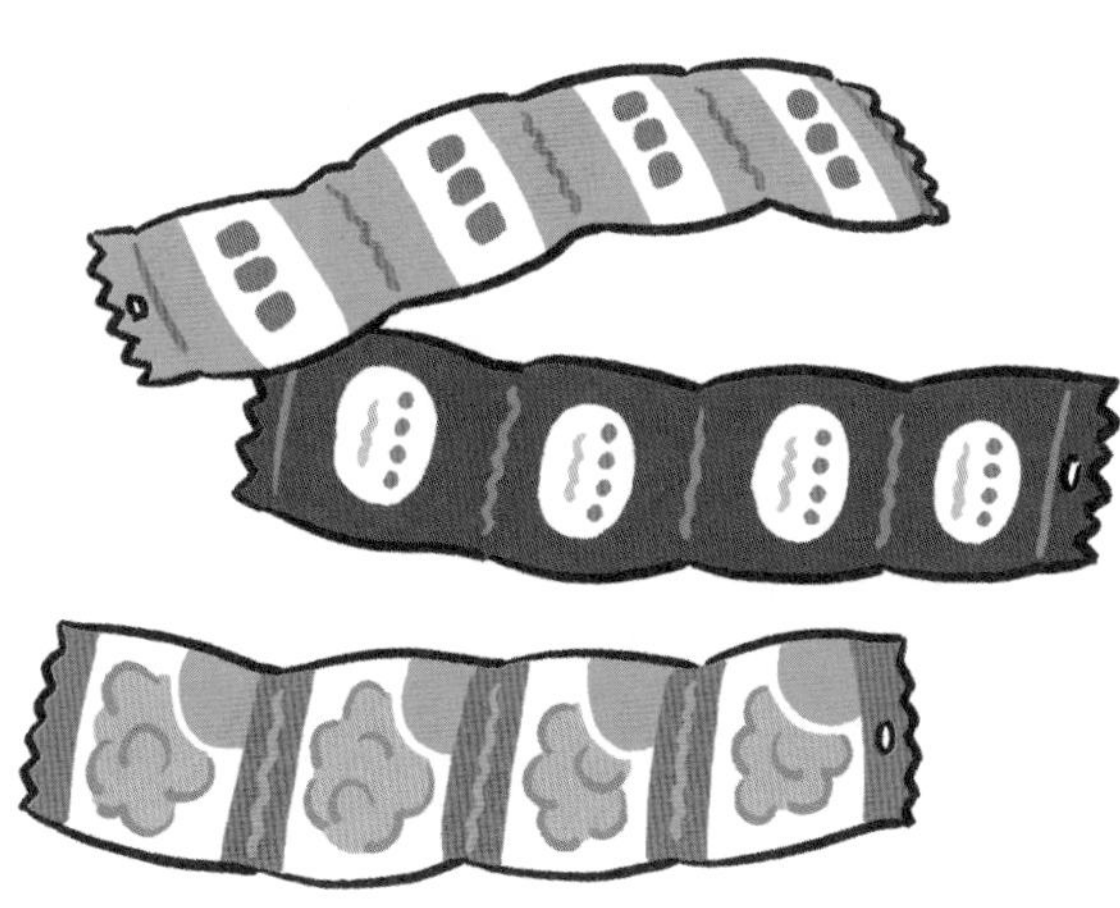

なにより、**スナック菓子でお腹一杯になり、きちんとした食事がとれなければ、間接的に体に悪い**ということになります。

小学生や中学生など成長期にある子どもには、頻繁に食べさせるのはおすすめできません。

とくにスナック菓子は、「ながら食べ」になりがちです。

大阪の公立小学校10校の4年生から6年生2170名を対象にした、ある調査では、ゲームの時間や就寝時間と間食の頻度に関連が見られたという報告があります。

ゲーム時間が短い子どもや就寝時間

が10時未満の子どもほど、間食頻度が少なかったと言います。（※）

この報告を読んで思い浮かぶのは、ゲームの時間が長く就寝時間が遅い子の傍らには、常にスナック菓子があって、ゲームをしながらスナック菓子をポリポリと食べている様子です。ついでに炭酸飲料もあるかもしれません。

脂質と塩分の多いお菓子をだらだら食べることは、肥満だけでなく虫歯のリスクも高くなります。**スナック菓子そのものが不健康というよりも、スナック菓子を食べる環境や習慣に問題があると感じます。**

油で揚げていないものや食物繊維豊富な素材を使ったものを

では、スナック菓子を健康的に食べるにはどうしたらいいのでしょうか。まずは量を少なくすることが大切ですが、袋を開けるとつい全部食べてしまうので、小袋のものを購入し、1回に食べる量を抑えることと、油で揚げていないものや食物繊維が豊富な素材を使ったものがおすすめです。

できれば、パッケージを見て1袋当たり100㎉未満であれば、肥満につながるほどの量にはならないでしょう。**小さな袋が4〜5連につながっているスナック菓子が**

スーパーに売っています。子どもだけでなく、大人にもおすすめのサイズ感です。

年齢や活動量によって間食でとれる量は変わりますが、だらだら食べ、ながら食べをなるべくしないことが大切です。……と書いていますが、スナック菓子を食べながらこの原稿を書いている私も、気をつけないといけませんね。

「食べすぎてしまう」のが難点。
子ども用の小袋入りがおすすめ

※　赤利吉弘「小学校高学年の児童における間食頻度と生活習慣・食生活との関連」『日本食育学会誌　２０１６年10巻1号』日本食育学会　p17-24

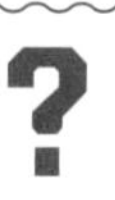

高カカオのチョコレートなら糖分少なく、ポリフェノール効果もある？

砂糖を減らした分、カカオの脂質の割合が増える

近年、コンビニエンスストアなどで高カカオチョコレートをよく見るようになりました。チョコレートが好きな方の中には、健康を考えて高カカオにしているという方もいますが、普通のチョコレートに比べて高カカオチョコレートは健康的なのでしょうか。

高カカオチョコレートについて国民生活センターが調査した結果によると、高カカオチョコレートは**普通のチョコレートの1・2～1・5倍の脂質**を含んでいるそうです。（※1）

高カカオチョコレートには普通のチョコレートより脂質が多いので、必然的にエネルギーも高くなります。

カカオポリフェノールに関してはさまざまな研究がされており、ＬＤＬコレステロールや血圧の低下などが報告されています。（※２）

チョコレートにもカカオポリフェノールが含有されているので、その効果を期待する声もありますが、長期的に毎日チョコレートを食べた場合に、健康への別の影響がどの程度あるのかはよくわかりません。もしかすると、脂質のとりすぎによって悪い影響があるかもしれません。

「夜にチョコを食べると寝られなくなる」？

先の国民生活センターの報告書には、カカオポリフェノール以外の生理作用のある成分についても注意が必要であると警告しています。

高カカオチョコレートには、テオブロミンやカフェインなどの物質が、普通のチョコレートに比べて２～４倍も含まれていることがわかったそうです。

これらの成分は気管拡張作用や利尿作用、興奮作用などがあり、これらの成分に敏感な方が高カカオチョコレートを食べると、体になんらかの影響が現れるかもしれません。

よく子どもの頃、「夜にチョコレートを食べると寝られなくなるよ」と親に言われたものですが、カフェインを含んでいるからかもしれません。

さらに、報告書では高カカオチョコレートからはカビ毒の一種であるアフラトキシンや、重金属であるカドミウムも検出されたとあります。

すぐに健康に影響のある量ではないとのことですが、一定の量を毎日摂取し続けることは避けたいものです。総合的に判断して、「高カカオチョコレートだから健康的」とは必ずしも言えないのではないでしょうか。

お菓子やお酒などの「健康に良い」という情報は、受け手に「たくさん食べても大丈夫」と思わせてしまう傾向があるのではないでしょうか。

「健康に良くない食べ物や飲み物」を食べるとき、なんとなく感じる「うしろめたさ」を緩和してくれるような気がしませんか？　人々がそういった情報を求めるのは、健康に悪いとされる食べ物を、少しでも安心して食べたいからなのかもしれません。

私も個人的にはチョコレートが大好きなので、時々コーヒーを飲みながらチョコレートを楽しみますが、**チョコレートに健康効果を期待して食べることはしません。**これからも適切な範囲で、普通のチョコレートをおいしく味わいたいと思います。

実は脂質やカフェインが多い。普通のチョコレートを適切な範囲で楽しみたい

※1　厚生労働省「高カカオをうたったチョコレート（結果報告）」
https://www.mhlw.go.jp/shingi/2009/01/dl/s0114-10j.pdf
※2　夏目みどり「カカオポリフェノールの包括的研究」『化学と生物　2018年56巻7号』日本農芸化学会　p490-495

腹もちのいい間食として、ナッツがおすすめ？

無塩アーモンド50gで約３００kcalにも

以前、栄養指導をしていた方が、ナッツは体に良いと聞いたから寝る前に食べていると聞き、どの程度の量を食べているのか聞いたら、片手に半分ほどのミックスナッツを召し上がっていました。その方は肥満と脂質異常症があったため、寝る前に食べるのはやめていただきました。

ナッツは食品成分表の「種実類」に分類されています。アーモンド、カシューナッツ、くるみ、ごま、ピスタチオ、ヘーゼルナッツ、らっかせいなどなど。含有量に差はありますが、どのナッツも脂質が多く含まれています。

ナッツ類のエネルギーと脂質

50g当たり	エネルギー kcal	脂質 g
アーモンド（フライ味付け）	313	26.6
カシューナッツ（フライ味付け）	296	23.4
くるみ	357	35.3
ピスタチオ（いり味付け）	309	28
ヘーゼルナッツ（フライ味付け）	352	34.7
らっかせい（大粒種いり）	307	25.3

ナッツが体に良いとされる理由のひとつとして、「地中海式の食事」が健康的であることが広まったことがあります。地中海式の食事ではナッツをよく食べます。

間食や朝食、お酒のお供にナッツを食べることで、植物性の脂質やビタミンEなどの脂溶性ビタミンのほか、鉄や亜鉛も摂取することができます。**脂質は消化に時間がかかるため、腹もちがいい**のですね。

たとえば、無塩アーモンド50gのエネルギー量は約300㎉です。ご飯茶碗1杯（150g）が約250kcalですから、少量でもかなりのエネルギーを摂取することになります。

運動や労働で活動量が高い方の場合は、間食にナッツなどを食べるのは栄養補給になるでしょう。一方、**座っている時間が長く、消費エネルギーが少ない方の場合は、普通に食事を食べる以外に間食にナッツをとる際には、量に気をつけてください。**

普段は砂糖や油を多く使用したお菓子を食べていた代わりに、無塩のナッツを少量食べて空腹感をしのぐ……といった食べ方であれば、おやつの質を考えたときに「ナッツは健康に良い」と言えるかもしれませんが、1日に摂取すべきエネルギー量の範囲内で食べることが大切です。

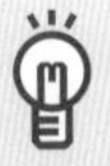

ビタミンE、鉄や亜鉛が多いが、脂質も多い。
他のお菓子の代わりとしてならOK

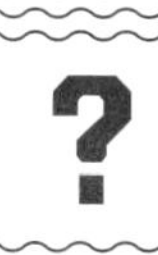

お酒を飲むならワインがいい？

抗酸化物質のポリフェノール効果

「ワインは体に良いらしい」というニュースは、１９９０年代後半頃からメディアで取り上げられるようになり、「アルコールを飲むときは、健康のためにワインにしている」という方もいらっしゃるでしょう。

ワインと言えば、抗酸化物質のポリフェノールの含有量が高いことが有名ですが、ポリフェノールにはＬＤＬコレステロールの酸化を防ぐことで動脈硬化を予防する効果があると言われています。

ポリフェノールは植物の色素や苦みなどの成分で、さまざまな植物に含まれている機能性成分です。「ワインをよく飲んでいるフランス人は動物性の脂質の摂取量が多く、喫煙者も多いのに心疾患による死亡率が低い」という状況が「フレンチ・パラドックス」と呼ばれ、フランス人が好んで飲むワインに含まれるポリフェノールの効果ではないかと言われています。

しかし、お酒が大好きな管理栄養士として抱くのは、「**お酒を飲むときに一緒に食べているものの影響はないのだろうか**」という素朴な疑問です。

私はクラフトビール（いわゆる地ビール）が好きですが、米どころの東北にはおいしい日本酒もたくさんあります。宮城県には一ノ蔵や浦霞、日高見、伯楽星などなど、数多くの銘柄がありますが、きりっと冷やした辛口純米酒にチーズバーガーを合わせる人はまずいないでしょう。

三陸の海の幸や、旬の野菜の浅漬けなどがほしくなります。気仙沼で水揚げされたカツオの刺し身と、気仙沼港にある日本酒の蔵元「男山本店」の蒼天伝の組み合わせは最高です。

ワインの場合、チーズや生ハム、サラダやドライフルーツなどを合わせたくなりま

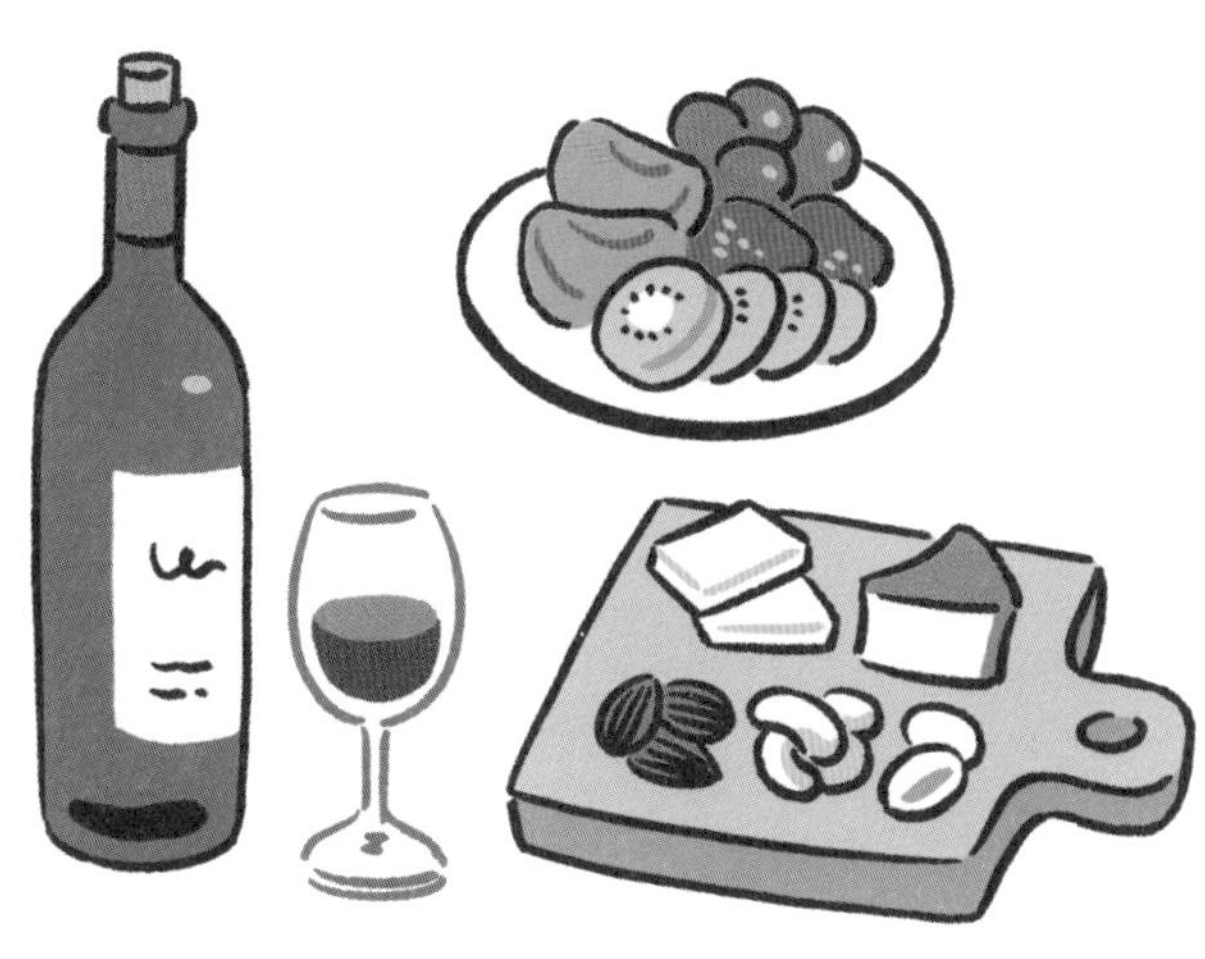

すよね。

日本では、唐揚げなどのこってりした揚げ物をビールでゴクゴクと流し込むイメージが強く、ビールメーカー各社のCMを見ても、そういった演出をしているものが多いです。

飲み方も、ビアガーデンでは大きなジョッキを一気に飲み干すような人が多いですが、ワインバーではワインを一気に飲む人はほとんどいません。時間をかけながら、ひと口ひと口をゆっくりと味わう飲み方が一般的です。

かくいう私は、ビアガーデンが大好きで、グビグビ飲みの方です。

ワイン派がスーパーでよく買うもの

お酒と一緒に食べるものの特徴によって、健康にも不健康にもなりうるのではないか？という私の素朴な疑問に答えてくれた本があります。

佐々木敏先生の『佐々木敏の栄養データはこう読む！』（女子栄養大学出版部）です。「ワインで健康は手に入る？」というテーマで、ワインの健康効果をさまざまな角度から検証しています。

なかでも印象的だったのは、デンマークで行われたスーパーマーケットのレシート（300万件以上！）を分析した調査について解説されています。レシートを分析した結果、ビールと一緒によく買われた食品と、ワインと一緒によく買われた食品が明らかになったのです。

ビールと一緒によく買われていたのはソーセージ、マーガリン・バター、豚肉、ポテトチップスなどでしたが、ワインの場合は低脂肪チーズや野菜・果物、植物油などでした。

ワイン派の人々が「心筋梗塞に予防的な食品」を選んでいたのです。対して、ビールとソーセージの組み合わせ。ビール好きとしては「やっぱりそうかぁ！」と激しくうなずいてしまいました。

そして、同書では結論として、「飲むお酒の種類によって健康に差がでるわけではありません」と締めくくっています。

もし、「ワインの健康効果」を調べるなら、なるべく同じ年齢や活動量の人を集めて、全員に同じ食生活をしてもらい、飲むアルコールの量は同じにして、もちろんお酒の肴を同じものにして、ワイン、日本酒、ビール、焼酎などお酒の種類を変えて経過を見れば、種類による違いがわかるかもしれません。

しかし、どんなお酒にも合う肴って何でしょうね。

ワインそのものというより、「ワインに合うおつまみ」がヘルシーな可能性も

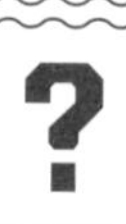

日本酒やビールは太ると言われるけれど？

一緒に食べるものの質や量に問題がある可能性も

日本酒やビールは糖質を多く含んでいるから太る、とよく言われますが、糖質はどの程度含まれているのでしょうか。

缶ビール1缶（350㎖）に含まれる糖質量は約11gで、136㎉です。ご飯のエネルギー量に換算すると、ご飯約90g分になります。3〜4口分といったところでしょうか。ビール自体にはそれほどたくさんの糖質が含まれているわけではありません。日本酒（清酒）に含まれる糖質は1合（180㎖）に約9gです。

問題は、アルコール自体にもエネルギーがあり、1g当たり7㎉ものエネルギーがあるのです。アルコール度数が強いお酒ほど、アルコール由来のエネルギー量が多くなるのですね。

また、「ビール腹」という言葉があるように、ビール好きな人はお腹がぷっくりと出ていることが多いですね。前項でも述べましたが、一緒に食べるものの質や量に問題があるのかもしれません。

さて、アルコール（エタノール）を飲むと、体の中でどのように代謝（分解と利用）されていくかご存じでしょうか。

アルコールを分解するとアセトアルデヒドという物質が生じますが、これは人体に有害なので、優先的に代謝されます。次から次へとビールや日本酒をお代わりして、血中アルコール濃度が高い状態が続いてしまうと、肝臓はアルコールを分解するのに忙しくなってしまいます。

また、**アルコール自体がインスリンホルモンの分泌を刺激する作用があります。**（厚生労働省ホームページｅ-ヘルスネット「アルコールの作用」より）

インスリンと言えば、血糖値を下げるホルモンであることはよく知られていますが、余った糖を中性脂肪に合成する働きもあります。揚げたてのポテトフライや極太ソーセージを食べながら飲むと、エネルギーが余ってしまい、使われなければ結果的に中性脂肪として体に蓄えられてしまうのですね。

日本酒やワインは比較的アルコール度数が高く、短時間で血中アルコール濃度が高くなってしまいますので、日常的にこれらのハイアルコールのお酒を飲む方は、**水と一緒に飲むなど、「胃の中で薄めながら飲む」**ことをおすすめしています。

とはいえ、薄めても飲みすぎには要注意です。

お酒は、アルコール代謝が優先されるだけでなく、アルコールそのものの作用で太りやすくなるので、ワインや焼酎だから大丈夫というわけではなさそうです。

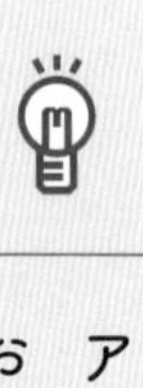

アルコール自体にエネルギーがある。
お酒はなにより「飲みすぎ」がNG

著者

塩野﨑淳子（しおのざき・じゅんこ）

管理栄養士・在宅栄養専門管理栄養士・介護支援専門員（ケアマネジャー）。1978年大阪府生まれ。2001年女子栄養大学栄養学部卒。宮城県仙台市在住。長期療養型病院勤務を経て、2010年、訪問看護ステーションのケアマネジャーとして在宅療養者の支援を行う。現在は機能強化型認定栄養ケア・ステーション訪問栄養サポートセンター仙台（医療法人豊生会むらた日帰り外科手術クリニック内）で、在宅栄養専門管理栄養士として活動。一般社団法人日本在宅栄養管理学会理事。

「高齢者の栄養管理」の最前線に立ち、日々簡単につくれて栄養をしっかりとれるレシピを提案。正しい栄養知識を広めるべく、積極的に発信している。

著書に、10万部突破の『70歳からは超シンプル調理で「栄養がとれる」食事に変える！』（若林秀隆監修・すばる舎）がある。

ブックデザイン　田中俊輔
イラスト　平澤南
編集　水沼三佳子（すばる舎）

体に良い食べ物・悪い食べ物 大誤解！

2023年 11月26日　第1刷発行

著　者――塩野﨑淳子
発行者――徳留慶太郎
発行所――株式会社すばる舎
東京都豊島区東池袋3-9-7 東池袋織本ビル　〒170-0013
TEL 03-3981-8651（代表）　03-3981-0767（営業部）
FAX 03-3981-8638
http://www.subarusya.jp/

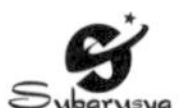

印　刷――ベクトル印刷株式会社

落丁・乱丁本はお取り替えいたします

ISBN978-4-7991-1176-5